Die Leber ist das zentrale Stoffwechselorgan

des menschlichen Körpers. Zuviel Alkohol, Chemikalien oder eine Virusinfektion schädigen das wichtige Organ und führen langfristig zu Nahrungsmittelunverträglichkeiten und Störungen im Eiweißstoffwechsel. Früher wurde in diesen Fällen eine Leberdiät verordnet, die jedoch keinen positiven Einfluß hatte. Heute wird mit Hilfe der »leichten Vollkost« versucht, die Verdauung zu optimieren und Unverträglichkeiten möglichst zu vermeiden. Ist die Leber sehr stark geschädigt, unterstützt eine eiweißreduzierte Diät die Therapie. Ob leichte Vollkost oder eiweißreduzierte Ernährung, wer leberbewußt essen muß, findet in diesem Buch abwechslungsreiche und raffinierte Gerichte, die nicht nur den Betroffenen, sondern auch der ganzen Familie und ebenso Ihren Gästen gut schmecken. Lassen Sie sich verführen von Rezepten, die das Wort »Diät« schnell vergessen lassen!

Dr. med. Norbert Gretz

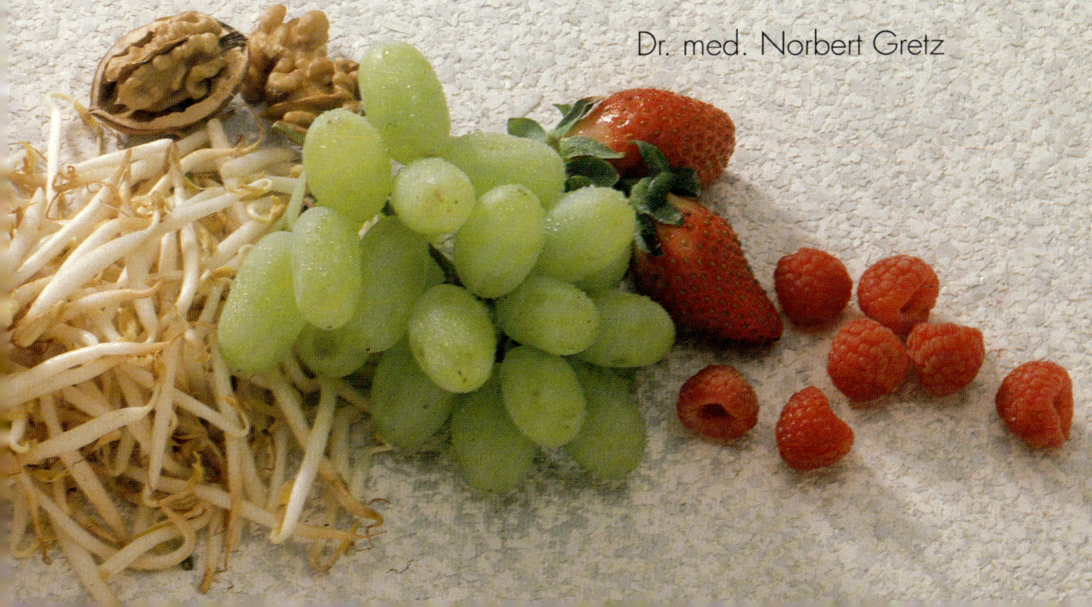

INHALT

Das Neue an diesem Ratgeber

Charakteristisch und neu für diesen Ratgeber ist, daß die Rezeptvorschläge nicht nur auf Patienten mit bestimmten Lebererkrankungen abgestimmt sind. Die Rezepte sind so zusammengestellt, daß die Gerichte der ganzen Familie schmecken. Es können also auch Nicht-Leberkranke mitessen oder Menschen, die sich generell leberbewußt ernähren möchten.

Essen und Trinken und die Leber

Essen und Trinken, das bedeutet schon lange nicht mehr nur Versorgung des Körpers mit Nährstoffen und Stillen von Hunger und Durst. Essen und Trinken hat vielmehr zumindest in den westlichen Industrieländern eine kulturelle Bedeutung. Es herrscht ein stetig wachsendes Überangebot an Nahrungs- und Genußmitteln. Diese Situation bewirkt, daß viele Krankheiten zunehmend auch etwas mit der Ernährung zu tun haben. So ist zum Beispiel Überernährung oder eine zu einseitige Ernährung an der Fülle von Herz-Kreislauf-Erkrankungen mitverantwortlich. Ein noch immer in unserer Gesellschaft üblicher aber vielfach unkontrollierter Umgang mit Alkoholika, seinen sozialen Folgeerscheinungen sowie gesundheitlichen Konsequenzen kennen wir alle. Schließlich verursachen auch virenartige Krankheitserreger, mit denen wir heute zunehmend auch durch das Reisen in andere Länder in Kontakt geraten können, Krankheiten, wie zum Beispiel Leberentzündungen.

Erstes Zielorgan für jeden aufgenommenen Stoff – sei es feste oder flüssige Nahrung, seien es Fremdstoffe aus der Umwelt, Krankheitserreger oder Medikamente – ist eines der wichtigsten Organe unseres Körpers, die Leber. Nach der ersten Aufspaltung von Stoffen im Magen und im Darm wird in der Leber die gesamte Synthese und Verwertung von Substanzen geregelt. Die Leber ist sowohl für die Energieversorgung, den Auf- und Abbau von Muskelmasse als auch für die Entgiftung und Entsorgung unseres Körpers verantwortlich.

Leberdiäten – ade!

Heute weiß man: Die »Leberdiäten« von anno dazumal dürfen Sie getrost vergessen! Neue wissenschaftliche Untersuchungen der Leberforschung (Hepatologie) haben klar gezeigt, daß althergebrachte Leberdiäten in vielen Fällen sinnlos, ja sogar gefährlich sein können. Zusätzlich konnten langjährige und umfangreiche Studien beweisen, daß sich Lebererkrankungen durch spezielle Diäten nicht heilen lassen. Außerdem waren diese »Leberdiäten« häufig kompliziert, teuer, langweilig und nur selten haben die Gerichte wirklich gut geschmeckt.

In diesem Ratgeber geht es vielmehr um eine Ernährung, die dem persönlichen Gesundheitsbeziehungsweise Krankheitszustand der Leber jeweils angepaßt ist. Es werden also eventuelle Funktionsverluste der Leber sowie neue Erkenntnisse der Ernährungswissenschaften berücksichtigt. Das Resultat ist keine »Diät« im herkömmlichen Sinn, sondern eine abwechslungsreiche, raffinierte und besonders leberfreundliche Zusammenstellung von Rezepten, die sogenannte »leichte Vollkost«.

Leichte Vollkost tut der Leber gut

Viele von uns meinen, daß sich Essen und Trinken nur im Mund, Magen und Darm abspielen. Das ist nicht richtig, denn den Hauptteil der »Verdauungsarbeit« leistet bekanntlich die Leber. Bisher kennt man weit über 5000 biologisch wichtige Substanzen, zum Beispiel Hormone, Blutbestandteile, Fette (Lipide) und Eiweiße (Proteine), die in der Leber auf- und abgebaut werden. Daraus entstehen Gallensäuren für die Verdauung sowie energiereiche Verbindungen für die Muskelarbeit und das Gehirn. Außerdem werden im Lebergewebe Abwehrstoffe gegen verschiedene Krankheitserreger aufgebaut.

Vor allem nach dem Essen leistet die Leber Schwerarbeit. Zucker wandelt sie in Depotzucker (Glycogen) um, den sie bei Bedarf dem Körper wieder zur Verfügung stellt. Eiweiße aus der Nahrung werden in

Aminosäuren gespalten, in neue Substanzen umgebaut und zum Aufbau von Körperzellen verwendet. Fette in der Nahrung werden als Energiedepot gespeichert. Im »nüchternen« Zustand wird die Leber zum zentralen Energie- und Versorgungsorgan des gesamten Körpers. Die hierfür notwendigen Stoffe stammen aus ihren Energiedepots und/oder aus Muskelgewebe. Außerdem ist die Leber für die »Entsorgung« von Abfallstoffen zuständig. Obwohl eine gesunde Leber tatsächlich ein biologisches Wunder an Leistungsfähigkeit und Belastbarkeit darstellt, reagiert sie sehr empfindlich auf bestimmte Gifte – allen voran Alkohol (!) oder spezielle Chemikalien – und kann sich dadurch akut oder chronisch entzünden. Derartige Entzündungen können allerdings auch durch Viren hervorgerufen werden.

Meistens merken wir davon überhaupt nichts, denn die Leber besitzt keine Schmerzempfindung. Die »Schmerzen der Leber«, so die Mediziner sind Müdigkeit, Abgeschlagenheit, allgemeine Leistungsschwäche oder eine sich langsam entwickelnde geistige Beeinträchtigung.

Deshalb ist es besonders wichtig, frühzeitig und gezielt durch entsprechende Verhaltens- und Ernährungsmaßnahmen einer Leberschädigung vorzubeugen. Die leichte Vollkost eignet sich hierfür ganz besonders.

Hat sich tatsächlich eine Lebererkrankung entwickelt, so kann mit der leichten Vollkost auf die krankheitsbedingten Veränderungen positiv eingewirkt werden, zum Beispiel durch den richtigen Umgang mit Fett, Eiweiß, Vitaminen und Mineralstoffen:

Fett

Nach neuesten Erkenntnissen ist gerade Fett für eine kranke Leber die wichtigste Energiequelle. Es sollte aber pflanzlichen Ursprungs sein, mit einem hohen Anteil an einfach und mehrfach ungesättigten Fettsäuren. Bei einem Mangel an diesen essentiellen Fettsäuren kommt es zu Wachstumsstörungen und Hautveränderungen.

Eiweiß

Bei längerandauernden Lebererkrankungen (zum Beispiel Leberzirrhose) können Abbauprodukte von Eiweißen über das Blut ins Gehirn gelangen. Diese Stoffe wirken ähnlich wie »Nervengift« und können im Spätstadium einer Lebererkrankung Einschränkungen der geistigen Funktionen verursachen. Deshalb sollten Sie mit tierischem Eiweiß sparsam umgehen, jedoch auch nicht zu wenig zu sich nehmen. Eiweiß ist wegen seines Gehaltes an wichtigen Aminosäuren zum Aufbau neuer körpereigener Substanzen ein lebensnotwendiger Bestandteil unserer Ernährung. Allerdings benötigen wir davon weniger als Sie vermuten. Der Durchschnittsverbrauch von Eiweiß liegt in Deutschland derzeit bei 1,2–1,5 g/kg Körpergewicht, sollte aber nur 0,8 g–0,9 g (Eiweiß pro Körpergewicht) betragen. Auf den reduzierten Bedarf nehmen die Rezepte Rücksicht. Bei Unsicherheiten (zum Beispiel in bestimmten Krankheitsphasen) sprechen Sie sich bitte genau mit dem Arzt/Ernährungsberater ab, um die für Sie optimale Eiweißmenge herauszufinden. In den Rezepten finden Sie hierzu besondere Hinweis.

Vitamine und Mineralstoffe

Personen mit Lebererkrankungen leiden häufig an einem Mangel an Calcium und den Vitaminen A, B, D, E, und K. Dies wurde bei der Zusammenstellung der Rezepte und Getränke in diesem Ratgeber besonders berücksichtigt. Dennoch sollten Sie mit Ihrem Arzt Ihren speziellen Mineralstoff- und Vitaminbedarf ermitteln.

Alkohol – ein problematisches Thema

Bei allen Erkrankungen der Leber müssen Sie vollkommen auf Alkohol verzichten! Denn Alkohol ist der Leberfeind Nr. 1 – ohne Wenn und Aber. Schon für eine gesunde Leber ist Alkohol ein Risiko, wenn er regelmäßig, in zu großer Menge und ohne mehrtägige Erholungsphasen getrunken wird. Erholungsphasen sind schon für eine gesunde Leber zum Aufbau »alkoholgeschädigter Strukturen« äußerst wichtig. Bei einer kranken Leber daher: keinerlei Alkohol!

Leberbewußt – delikat und köstlich?

Aber natürlich! Das widerspricht sich keineswegs. Verwöhnen Sie sich und Ihre Gäste mit spritzigen alkoholfreien Bowlen, mit exotischen Salaten, pfiffigen Hauptgerichten und leckeren Desserts. Schon nach kurzer Zeit werden Sie sich frischer, vitaler – und mit einem Wort – gesünder fühlen. Bis ins hohe Alter wird Ihre Leber es Ihnen danken.

Leberdiäten und die leichte Vollkost

Eine Ernährung, die der Leber gut tut, ist ganz einfach eine optimale Kombination von moderner, gesunder, normaler Ernährung unter besonderer Berücksichtigung der Bedürfnisse des Organs Leber. Jahrzehntelang wurden Patienten mit Hepatitis, Leberzirrhose oder Fettleber mit einer »strengen Leberschonkost« behandelt, sie erhielten Listen mit verbotenen Lebensmitteln und nur wenigen erlaubten Speisen. Man nahm an, daß man auf die verschiedenen Erkrankungen des Verdauungstraktes mit diesen diätischen Maßnahmen positiv einwirken könnte.
Mittlerweile wurden diese »Schonkost-Diäten« vielen klinischen Prüfungen unterzogen. Dabei stellte sich heraus, daß Hepatitis, Fettleber und Leberzirrhose durch derartige diätische Maßnahmen nicht zu beeinflussen sind. Inzwischen gibt es neue und weit bessere Erkenntnisse über eine »leber-

freundliche« Ernährungsweise. Diesen Erkenntnissen zufolge steht fest, daß bestimmte Lebensmittel und Speisen Unverträglichkeiten wie Übelkeit, Blähungen, Völlegefühl oder Durchfälle auslösen können.

Die leichte Vollkost

Daher wurde die Vollkost oder Normalkost abgeändert zur sogenannten »leichten Vollkost«, die von Fachleuten als »gastroenterologische Basisdiät« bezeichnet wird. Um diese Kost geht es in unserem Ratgeber. Bei der leichten Vollkost wird zum einen das Fett zur Zubereitung nicht stark erhitzt (kein Fritieren, kein scharfes Anbraten); schwer verdauliche Nahrungsmittel wie Hülsenfrüchte, Kohl und fette Speisen werden vermieden. Es wird zudem auf die individuelle Nahrungsmittelunverträglichkeit Rücksicht genommen, die jeder schnell herausfinden kann oder schon kennt.
Die Definition der »Deutschen Arbeitsgemeinschaft für klinische Ernährung und Diätetik« lautet daher folgendermaßen: »Die leichte Vollkost unterscheidet sich von der Vollkost durch Nichtverwendung von Lebensmitteln und Speisen, die erfahrungsgemäß Unverträglichkeiten auslösen«.
Heute können wir für chronisch Leberkranke eine vollwertige, abwechslungsreiche, schmackhafte Kost zusammenstellen, die den ernährungsphysiologischen Anforderungen der »Deutschen Gesellschaft für Ernährung« entspricht.

Natürlich ist diese Kost auch für alle diejenigen hervorragend geeignet, die sich besonders »intelligent«, also leberfreundlich, schmackhaft und ideenreich ernähren wollen.
Für die Errechnung des täglichen Energiebedarfs ist das Körpergewicht maßgebend. Dazu müssen Sie erst einmal Ihr Normalgewicht errechnen. Das können Sie ganz einfach nach der sogenannten Broca-Formel tun:

> *Körpergröße in cm – 100 = Normalgewicht in kg ± 5 Prozent*
> *Beispiel:*
> *Größe: 170 cm – 100 = 70 kg Normalgewicht ± 5 Prozent*

Bei leichter körperlicher Tätigkeit wird das Normalgewicht mit 32 kcal multipliziert: 70 x 32 = 2240 kcal = Energiebedarf pro Tag.
In den westlichen Industrienationen gehören etwa 95 Prozent der Bevölkerung zu den »Leichtarbeitern«, das heißt, das Beispiel trifft auf die allermeisten von uns zu.

Die tägliche Nährstoffmenge

Eiweiß (Protein)
Etwa 15 Prozent des Energiebedarfs sollten durch Eiweiß gedeckt werden. Bei unserem Beispiel sind das 15 Prozent von 2240 kcal = 336 kcal, das entspricht etwa 80 g Eiweiß/Tag.

Unverträglichkeiten	%	Unverträglichkeiten	%
1. Hülsenfrüchte	30,1	27. rohes Stein- und Kernobst	7,3
2. Gurkensalat	28,6	28. Nüsse	7,1
3. fritierte Speisen	22,4	29. Sahne	6,8
4. Weißkohl	20,2	30. paniert Gebratenes	6,8
5. CO_2-haltige Getränke	20,1	31. Pilze	6,1
6. Grünkohl	18,1	32. Rotwein	6,1
7. fette Speisen	17,2	33. Lauch	5,9
8. Paprikagemüse	16,8	34. Spirituosen	5,8
9. Sauerkraut	15,8	35. Birnen	5,6
10. Rotkraut	15,8	36. Vollkornbrot	4,8
11. süße und fette Backwaren	15,8	37. Buttermilch	4,5
12. Zwiebeln	15,8	38. Orangensaft	4,5
13. Wirsing	15,6	39. Vollmilch	4,4
14. Pommes Frites	15,6	40. Kartoffelklöße	4,4
15. hartgekochte Eier	14,7	41. Bier	4,4
16. frisches Brot	13,6	42. schwarzer Tee	3,5
17. Bohnenkaffee	12,5	43. Apfelsinen	3,4
18. Kohlsalat	12,1	44. Honig	3,1
19. Mayonnaise	11,8	45. Speiseeis	2,4
20. Kartoffelsalat	11,4	46. Schimmelkäse	2,2
21. Geräuchertes	10,7	47. Trockenfrüchte	2,2
22. Eisbein	9,0	48. Marmelade	2,2
23. zu stark gewürzte Speisen	7,7	49. Tomaten	1,9
24. zu heiße und zu kalte Speisen	7,6	50. Schnittkäse	1,6
25. Süßigkeiten	7,6	51. Camembert	1,3
26. Weißwein	7,6	52. Butter	1,2

Häufigkeit von Lebensmittelunverträglichkeiten bei Krankenhauspatienten in verschiedenen Regionen der Bundesrepublik (nach einer Erhebung der Deutschen Arbeitsgemeinschaft für Ernährung und Diätetik)

Fleisch, Fisch, Wurst und Käse
Sie enthalten zwar biologisch hochwertiges Eiweiß, haben aber häufig einen hohen Fett- und Cholesterinanteil; bei Wurst und Käse ist der Kochsalzgehalt meist erheblich. Daher sollten die Fleischportionen etwas knapper ausfallen (etwa 120 g Rohgewicht), zugunsten von pflanzlichem Eiweiß (Brot, Mehl, Nudeln, Reis und Gemüse) und Milcheiweiß. Leberkranke vertragen Milch und Milchprodukte übrigens häufig besser als Fleisch.

Fett ist nicht gleich Fett
Etwa 30 Prozent (maximal 35 Prozent) des Energiebedarfs sollten Sie in Form von Fett zu sich nehmen. Bei unserem Beispiel sind das etwa 675 kcal, das entspricht etwa 75–80 g Fett/Tag.
Sie also magere Fleisch- und Wurstsorten, ebenso wie Milch, Joghurt, Kefir, Buttermilch oder Dickmilch mit nur 1,5% Fettgehalt und Käse mit höchstens 30% Fett i. Tr. (das heißt 17% Fett absolut). Bei den

Rezepten wurden ausschließlich diese Lebensmittel verwendet. Sie werden ganz sicher überrascht sein, wie gut Ihnen die Gerichte schmecken!

Pflanzenöle und -fette

Pflanzenöle, die auch in der Pflanzenmargarine enthalten sind, haben einen großen Anteil an einfach ungesättigten Fettsäuren (zum Beispiel Olivenöl) beziehungsweise mehrfach ungesättigten Fettsäuren (zum Beispiel Sonnenblumen-, Maiskeim- und Distelöl). Dies sind essentielle Fettsäuren, das heißt, lebensnotwendig für unseren Stoffwechsel. Sowohl zur Zubereitung verschiedener Gerichte als auch als Aufstrichfett statt Butter können Sie Pflanzenöl beziehungsweise Pflanzenmargarine sehr gut verwenden. Die Fettverteilung erreichen Sie, indem Sie die Gesamtfettmenge von 80 g »dritteln«, das heißt, etwa ein Drittel als Aufstrichfett und ein Drittel als Kochfett verwenden. Das letzte Drittel ist sogenanntes verstecktes Fett, das in den Nahrungsmitteln ohnehin schon enthalten ist (Wurst, Fleisch, Fisch, Käse, Milch und Quark).

Kohlenhydrate – die Hauptlieferanten für Energie

Etwa 55 Prozent des Energiebedarfs verbleiben noch für die Kohlenhydrate, die zum Beispiel in Gemüse, Obst, Kartoffeln, Reis und Vollkornprodukten enthalten sind. Auch Milch und Quark enthalten Kohlenhydrate in Form von Milchzucker. Bei Leberkranken führen Vollkornprodukte häufiger zu Blähungen und Völlegefühl. Das kön-

nen Sie verhindern, indem Sie Vollkornbrote, -mehle und -gebäck langsam in die leichte Vollkost einführen, das heißt, Weißmehl mit Vollkornmehl mischen. Der Ballaststoffgehalt, also Faserstoffe, die unsere Verdauung unterstützen, beträgt dann etwa 25 g/Tag.

Kräuter statt Salz

Der Verzehr von Kochsalz ist bei uns leider sehr hoch (etwa 12–15 g/Tag), 5–6 g/Tag wären vollkommen genug. Verwenden Sie also so wenig Salz wie möglich und wenn, dann nur jodhaltiges Salz, denn die Jodaufnahme ist bei uns nicht optimal. Allerdings können Sie auch Ihre Jodzufuhr erhöhen, indem Sie 1 x in der Woche ein Seefischgericht essen. Frische Küchen- und Gewürzkräuter, die Sie ja leicht auf jedem schattigen Fensterbrett ziehen oder auch frisch das ganze Jahr über im Lebensmittelgeschäft kaufen können, sind wesentlich gesünder und vielleicht schaffen Sie es dann, nach und nach vollständig auf das Zusalzen zu verzichten.

Kalium

Kalium ist der »Gegenspieler« des Natriums, das im Kochsalz (NaCl) enthalten ist. Das heißt, zuviel Natrium verdrängt das so wertvolle Kalium. Wertvolle Kaliumlieferanten sind frisches Gemüse und Obst, Kartoffeln und Milch. Hier einige Tips, damit das Kalium beim Kochen nicht verloren geht:

• Gemüse in wenig Wasser dünsten statt kochen
• Gemüse nie längere Zeit über im Wasser liegen lassen,

sonst löst sich das Kalium aus dem Gemüse und »geht ins Wasser«
• Gemüse möglichst oft als Rohkost zum Beispiel mit Dips essen, als kleine Vorspeise oder Zwischenmahlzeit, als Salat und fein geschnitten als Beilage zu Hauptgerichten.

Calcium

Etwa 900 mg Calcium/Tag sollte der Erwachsene nach den Empfehlungen der Deutschen Gesellschaft für Ernährung (DGE) zu sich nehmen. Calcium ist ein enorm wichtiges Mineral und an vielen Prozessen, zum Beispiel bei Denkvorgängen im Gehirn und am Aufbau der Knochenmasse beteiligt. Calcium ist vor allem in Milch und Milchprodukten enthalten. Nehmen Sie also Milchprodukte als festen Bestandteil in Ihren Speiseplan auf. Sie finden in diesem Ratgeber viele süße und pikante Speisen und Getränke mit Milch, Joghurt, Quark oder Käse.

Vitamine

Vitamine sind lebensnotwendig. Den Bedarf an fettlöslichen Vitaminen (A, D, E, K) können Sie durch viele Nahrungsmittel ganz leicht decken, zum Beispiel durch Butter, Margarine, Öl und Eier. Vitamin C ist vor allem in Zitrusfrüchten, überhaupt in Obst, Kartoffeln und Gemüse enthalten. Den Vitamin B-Bedarf decken mageres Schweinefleisch und Vollkornprodukte.

Alkohol: Ohne ihn tut sich eine neue Welt auf!

Sie finden in dem Kapitel »Getränke« (Seite 58) vielfältige Möglichkeiten, süße oder pikante Drinks – ohne Alkohol – herzustellen. Viele Ärzte, aber auch Leute, die lange Zeit mehr Alkohol tranken, als ihnen und ihrer Leber gut tat, werden Ihnen bestätigen: Schon nach etwa 10 Tagen ohne Alkohol fühlen sie sich viel wohler und sind leistungsfähiger, und die meisten sehen um 10 Jahre jünger aus! Kurz: Alkohol, selbst in kleinen Mengen, schädigt die Leber und sollte deshalb bei allen Lebererkrankungen ganz weggelassen werden.

Ernährung bei bestimmten Lebererkrankungen

Akute Hepatitis
Bei akuter Hepatitis ist die Lactaseaktivität erheblich herabgesetzt (Lactase = Enzym, das den Milchzucker, Lactose in kleinere Bausteine zerlegt), das heißt, es besteht eine Unverträglichkeit gegen Milch. Die leichte Aufbaukost sollte also zunächst milchfrei sein.
Manche Patienten entwickeln auch Symptome, die der Zuckerkrankheit (Diabetes) gleichen.

Chronische Hepatitis
Bei chronischer Hepatitis ist leichte Vollkost unter Berücksichtigung der individuellen Nahrungsmittelunverträglichkeiten zu empfehlen.

Kompensierte Leberzirrhose
Die Leber ist hier noch in der Lage, den Funktionsausfall von Leberzellen auszugleichen, zu »kompensieren«. Es empfiehlt sich eine Ernährung mit leichter Vollkost, selbstverständlich ohne Alkohol.

Dekompensierte Leberzirrhose
Wenn etwa zwei Drittel der Leberzellen ihre Aufgabe nicht mehr erfüllen können, spricht man von einer »dekompensierten Leberzirrhose«. Symptome sind:

- Ascites (=Bauchwassersucht)
- Nicht mehr ausreichende Entgiftung von Eiweißabbauprodukten.

Je nach Schwere der Erkrankung wird eine spezielle diätetische Therapie eingesetzt. Bei Ascites wird das Kochsalz erheblich reduziert, denn es bindet sehr viel Wasser im Körper. Die Kost sollte mit so wenig Kochsalz wie möglich – 1 bis 3 g pro Tag – zubereitet werden. Bei der Zubereitung der Gerichte sollte kein zusätzliches Kochsalz verwendet werden, gesalzene Lebensmittel (außer Brot) werden nicht eingesetzt, also kein Käse, Wurst, Schinken, gesalzene Konserven, Gepökeltes und Geräuchertes.
Die Eiweißzufuhr muß je nach Schweregrad der Dekompensation reduziert werden.
Häufige Verordnungen sind ganz genaue Angaben, zum Beispiel 40 g oder 50 g Protein/Tag.
Fleisch, Fisch und Wurstwaren können bei diesen schweren Lebererkrankungen nicht mehr richtig und vollständig verarbeitet werden, deshalb sollte eine sogenannte »ovolactovegetabile Kost« (Milch, Quark, Käse und Ei, Gemüse, Kartoffeln und Obst) zusammengestellt werden.

In diesem Ernährungsratgeber sind die eiweißarmen Rezepte besonders gekennzeichnet.

Individuell für Patienten mit dekompensierter Leberzirrhose legt der behandelnde Arzt die Eiweiß-, Flüssigkeits- und Kochsalzmenge genau fest. Zusätzlich ist eine Beratung durch den Diätassistenten erforderlich.

Allgemeine Tips

- Fünf Mahlzeiten am Tag verteilt sind bekömmlicher und entlasten das Verdauungssystem.

  - Erstes und zweites Frühstück
  - Mittagessen
  - Zwischenmahlzeit am Nachmittag
  - Abendessen
    Fällt das Abendessen knapper aus, können Sie noch eine Spätmahlzeit (kleiner Imbiß) einnehmen.

- Vermeiden Sie schwer verdauliche Speisen (Kohl, Hülsenfrüchte und Fettgebackenes).

- Wählen Sie schonende Zubereitungsarten wie Dünsten, Dämpfen, Kochen und Garen in der Folie. Vermeiden Sie überhitztes Fett.

- Nehmen Sie sich Zeit zum Essen, genießen Sie die feinen Unterschiede im Geschmack der Speisen und Getränke. Vergessen Sie nicht: »Gut gekaut ist halb verdaut«. Stimmt genau!

- Scharfes Würzen und zu kalte Speisen oder das Aufeinandertreffen von heiß und kalt führen häufig zu Unverträglichkeiten und Unwohlsein.

Tips für Berufstätige

Viele Betriebskantinen nehmen zwar heute vermehrt auf die modernen Ernährungsmaßstäbe Rücksicht, doch die richtige Zusammensetzung (Fett, Protein, Faserstoffe) und der Kaloriengehalt wird in der Kantinenkost kaum berücksichtigt.

Deshalb:

- Variieren Sie besser Ihre Pausenzeiten (zum Beispiel statt einer 20-minütigen Pause, zweimal eine 10-minütige Pause einlegen).

- Nehmen Sie sich Ihr zweites Frühstück von zu Hause mit.

- Beginnen Sie Ihr Mittagessen mit einem gesunden Snack, einem pikanten Salat oder unserer leckeren Minipizza (Seite 18). Viele der Gerichte können Sie problemlos einpacken und mitnehmen.

- Genießen Sie Ihr Essen auch einmal im Freien, machen Sie einen kleinen Spaziergang, tanken Sie frische Luft und verbinden Sie das gleich mit dem kleinen Einkauf fürs Abendessen.

Und jetzt viel Spaß, Freude und Kreativität beim Ausprobieren der Rezepte!

Erika Kretschmar

Hinweis

Weitere gezielte Informationen für alle, die sich leberbewußt ernähren möchten, für Leberkranke und deren Angehörige gibt es bei der

Deutschen Leberhilfe e.V.,
4520 Melle 1,
Gesmolder Straße 27,
Tel. 0 54 22/4 44 99.

Diese Patienten-Selbsthilfeorganisation arbeitet ehrenamtlich und bietet kostenlos an:

- Informationsbroschüren

- Arzt-Patienten-Seminare

- persönliche Beratung, insbesondere bei Problemen im Beruf oder im sozialen Umfeld.

Knusper-
brötchen

Zutaten für etwa 15 Stück:
250 g Weizenvollkornmehl
250 g Mehl
1 Würfel Hefe (42 g)
1 Eßl. Zucker
knapp 1/4 l lauwarmes Wasser
50 g Diätmargarine
1 Teel. Salz
Diätmargarine für das Backblech

Gelingt leicht

Zubereitungszeit: etwa 45 Min.

Pro Stück etwa:
590 kJ/140 kcal
4 g EW · 3 g F · 24 g KH

1. Den Backofen auf 50° vorheizen.

2. Das Weizenvollkornmehl und das Mehl in eine Schüssel sieben. Die Kleie des Vollkornmehls, die im Sieb zurückbleibt, zum gesiebten Mehl dazugeben.

3. In die Mitte des Mehls eine Vertiefung drücken, die Hefe in kleine Stücke teilen, hineingeben, den Zucker und 1 Eßlöffel von dem lauwarmen Wasser dazugeben und verrühren. Die Schüssel in den Backofen stellen und den Teig gehen lassen, bis sich sein Volumen verdoppelt hat. Die Backofentür nicht ganz schließen, eventuell einen Kochlöffel dazwischenstecken.

4. Inzwischen das Backblech mit Diätmargarine ausfetten.

5. Den Vorteig aus dem Backofen nehmen. Die Diätmargarine in Würfel schneiden und zum Mehl geben, ebenso das Salz und das restliche lauwarme Wasser. Mit dem Knethaken des Handrührgerätes bearbeiten, bis sich der Teig von der Schüssel löst. Wieder gehen lassen, bis er doppelt so groß ist.

6. Den Backofen auf 175° vorheizen. Aus dem gegangenen Teig etwa 15 kleine Brötchen formen. In der Mitte kreuzweise einschneiden, auf das gefettete Backblech legen und etwa 30 Minuten im Backofen (Mitte) backen.

Varianten:
Brötchen mit Gewürzen
Geben Sie zum Teig je nach Geschmack Koriander, Anis, Kümmel oder Fenchel.

Brötchen mit Kräutern
Geben Sie 4 Eßlöffel kleingeschnittene Küchenkräuter zum Hefeteig, zum Beispiel Schnittlauch, Dill oder Petersilie.

Brötchen mit Körnern
Bestreuen Sie die geformten Brötchen mit Sesam, Mohn, Sonnenblumen-, Soja-, Pinienoder Kürbiskernen.

Brötchen mit Rosinen
150 g Rosinen etwa 5 Minuten in lauwarmem Wasser einweichen, in ein Sieb abgießen, gut abtropfen lassen, mit Küchenpapier trockentupfen. Die Rosinen unter den gegangenen Teig mischen.

Brötchen mit Walnüssen
150 g Walnußkerne grob hacken, unter den gegangenen Teig mischen. Sie können zu den Walnüssen auch noch 150 g in kleine Stücke geschnittene Datteln geben. Mit Nüssen und Datteln sind die Brötchen allerdings etwas kalorienreicher.

Tips!

Wenn es schnell gehen soll, können Sie auch Trockenhefe verwenden. Backen Sie die Brötchen am Vortag! Frisches Hefegebäck kann zu Unverträglichkeiten führen. Brötchen, die nicht gegessen werden, lassen sich sehr gut, am besten lauwarm, einfrieren.

Diese leckeren Brötchen können Sie aus Hefeteig ganz schnell selbst backen und mit den verschiedenen Gewürzen, Kräutern und Körnern bestreuen.

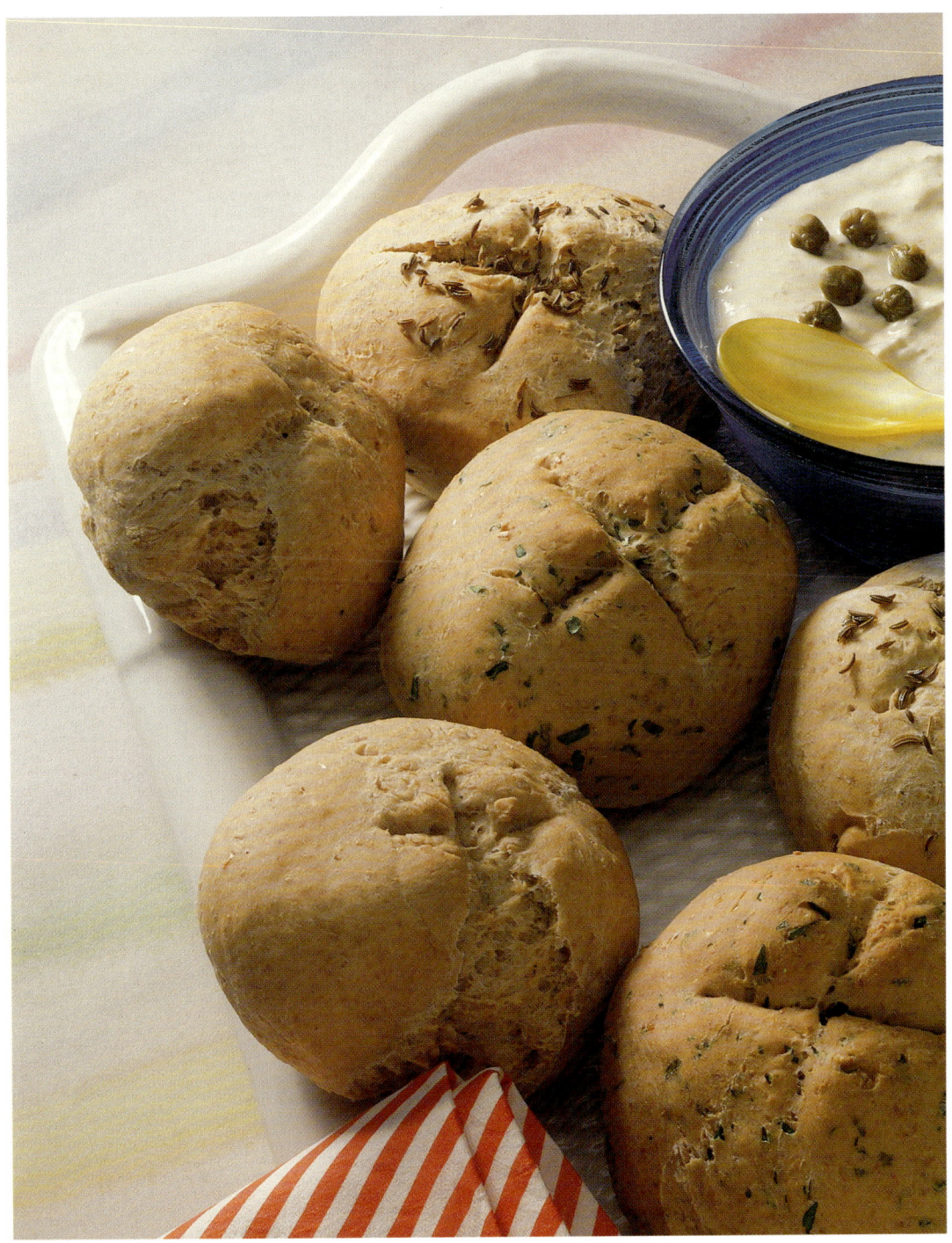

Quark

ist ein vielseitiges Nahrungsmittel, mit dem Sie Abwechslung und Vielfalt in jedes Frühstück bringen. Quark enthält biologisch hochwertiges Eiweiß, das heißt, der Körper kann dieses Eiweiß vollständig zum Aufbau von körpereigenem Eiweiß verwerten. Der Calciumgehalt im Quark ist günstig, während das weniger erwünschte Cholesterin nur in Spuren enthalten ist. Quark ist gut bekömmlich und außerdem preiswert.

Herzhafter Quark

Zutaten für 2–4 Personen:
250 g Magerquark
$1/8$ l Buttermilch
2 Sardellen · 75 g Möhren
etwas Sojasauce

Raffiniert

Zubereitungszeit: etwa 15 Min.

Bei 4 Personen pro Portion etwa:
560 kJ/130 kcal
20 g EW · 5 g F · 5 g KH

1. Den Quark und die Buttermilch glattrühren. Die Sardellen kurz in kaltes Wasser legen, herausnehmen und fein hacken.

2. Die Möhren waschen, putzen und fein reiben.

3. Alle Zutaten unter den Quark mischen und mit der Sojasauce abschmecken.

Frischkäse-Aufstrich

Zutaten für 4 Personen:
300 g körniger Frischkäse
1 Eßl. Zitronensaft
1 Teel. Zucker
1 kleiner Apfel · 2 kleine Bananen
200 g Weintrauben

Raffiniert

Zubereitungszeit: etwa 20 Min.

Pro Portion etwa:
800 kJ/190 kcal
10 g EW · 3 g F · 29 g KH

1. Den Frischkäse in eine Schüssel geben, den Zitronensaft und den Zucker dazugeben.

2. Den Apfel waschen, schälen, vierteln, das Kerngehäuse entfernen und den Apfel in feine Scheiben schneiden. Unter den Frischkäse mischen.

3. Die Bananen schälen, in Scheiben schneiden und dazugeben. Die Weintrauben waschen (einige zum Garnieren zurücklegen), halbieren, entkernen und die Trauben ebenfalls untermengen.

> ## Tip!
> Dieser Aufstrich schmeckt besonders köstlich mit Sesamknäckebrot und frischem Orangensaft. Zu Blattsalaten und Tomaten ist dieser Aufstrich die ideale Ergänzung.

4. Den Frischkäse-Aufstrich mit den übrigen Weintrauben oder mit Apfelscheiben garnieren.

Frühlings-quark

Zutaten für 2–4 Personen:
250–300 g Magerquark
3–4 Eßl. Milch (1,5 % Fett)
1 Teel. Tomatenmark
2 Messerspitzen Paprikapulver, edelsüß
1 Prise Salz
1 Tomate · 3–4 Radieschen
je $1/2$ Bund Dill und Petersilie

Schnell · Ganz einfach

Zubereitungszeit: etwa 15 Min.

Bei 4 Personen pro Portion etwa:
370 kJ/88 kcal
12 g EW · 1 g F · 7 g KH

1. Den Quark mit der Milch und dem Tomatenmark verrühren, das Paprikapulver und das Salz zugeben.

2. Die Tomate häuten, entkernen und würfeln. Die Radieschen waschen, trockentupfen und in dünne Scheibchen schneiden, die Kräuter waschen, trockenschütteln und fein hacken.

3. Alle Zutaten unter den Quark mischen.

> ## Tip!
> Dazu passen Knusperbrötchen (Seite 10) oder Grahambrot.

Quarktrüffel

Zutaten für 2–4 Personen:
250 g Magerquark
2–3 Eßl. Magermilch
1 Prise Zucker
$^1/_2$ Teel. Zitronensaft
je 1 Eßl. gehackte Petersilie und Dill
150 g Tatar
60 g geriebenes Pumpernickel-
oder Schwarzbrot
2 Salatblätter

Für Gäste

Zubereitungszeit: etwa 15 Min.

Bei 4 Personen pro Portion etwa:
540 kJ/130 kcal
18 g EW · 2 g F · 10 g KH

1. Den Quark, die Milch, den Zucker, den Zitronensaft, die Kräuter und das Tatar verrühren.

2. Aus der Masse kleine Kugeln formen, in den Brotbröseln wenden und auf den Salatblättern anrichten.

Quark nach Liptauer Art

Zutaten für 3–5 Personen:
250 g Magerquark
2 Eßl. weiche Butter
1 Eßl. Kapern · Salz
2 Messerspitzen Paprikapulver,
edelsüß
1 Teel. mittelscharfer Senf
1 runder, reifer Camembert
(30 % Fett i. Tr.)

Schnell · Ganz einfach

Zubereitungszeit: etwa 10 Min.

Bei 5 Personen pro Portion etwa:
670 kJ/160 kcal
14 g EW · 11 g F · 2 g KH

1. Den Quark mit der weichen Butter verrühren, die Kapern fein schneiden und mit dem Salz, dem Paprikapulver und dem Senf dazugeben. Alles gut mischen.

2. Den Camembert entrinden, mit einer Gabel zerdrücken und unter den Quark mischen.

Kräuterquark mit Gurken

Zutaten für 2–4 Personen:
250 g Magerquark
2–3 Eßl. Buttermilch
$^1/_2$ Salatgurke (etwa 200 g)
1 Prise Salz
1 Teel. Zitronensaft
2 Eßl. feingehackte Kräuter, zum
Beispiel Dill, Kresse, Schnittlauch,
Petersilie oder Pimpinelle

Raffiniert · Schnell

Zubereitungszeit: etwa 10 Min.

Bei 4 Personen pro Portion etwa:
260 kJ/62 kcal
10 g EW · 0 g F · 5 g KH

1. Den Quark mit der Buttermilch glattrühren.

2. Die Gurke waschen, schälen, grob raspeln und zum Quark geben. Das Salz, den Zitronensaft und die gehackten Kräuter dazugeben und alles gut verrühren. In eine Schüssel füllen und sofort servieren.

Quark mit Leinöl

Zutaten für 2–4 Personen:
250 g Magerquark
3 Eßl. Milch (1,5 % Fett)
1 Prise Salz · 3 Eßl. Leinöl

Schnell

Zubereitungszeit: etwa 5 Min.

Bei 4 Personen pro Portion etwa:
780 kJ/190 kcal
9 g EW · 10 g F · 3 g KH

1. Alle Zutaten miteinander verrühren und in eine Schüssel geben.

Tips!

Leinöl ist reich an mehrfach ungesättigten Fettsäuren, die sich günstig auf zu hohe Cholesterinwerte auswirken. Allerdings hat Leinöl einen besonders kräftigen Eigengeschmack. Wenn es Ihnen nicht zusagt, probieren Sie Walnußöl oder Sesamöl.

Avocadocreme

Zutaten für 4 Personen:

1 reife Avocado · 1 Eßl. Zitronensaft

80 g leichter Frischkäse

2 Eßl. saure Sahne

1 Prise Zucker

30 g gehackte Walnüsse

4 Walnußhälften

4 Zitronenscheiben

Gelingt leicht

Zubereitungszeit: etwa 15 Min.

Pro Portion etwa:
1100 kJ/260 kcal
5 g EW · 26 g F · 5 g KH

1. Die Avocado waschen, der Länge nach halbieren und den Kern herausnehmen. Mit einem Löffel das Fruchtfleisch auslösen. Die Avocadohälften und das ausgelöste Fruchtfleisch sofort mit dem Zitronensaft beträufeln.

2. Das Fruchtfleisch mit einer Gabel zerdrücken, den Frischkäse, die saure Sahne, den Zucker und die gehackten Walnüsse dazugeben. Gut vermischen. Die Masse in die Avocadohälften einfüllen, mit den Walnüssen und den Zitronenscheiben garnieren.

Tip!

Dazu passen Toast oder auch Vollkornbrötchen. Avocadofrüchte erst kurz vor dem Servieren zubereiten, da sie sich sehr schnell dunkel verfärben. Deshalb das Fruchtfleisch sofort mit Zitronensaft beträufeln.

Basilikum-creme

Zutaten für 4 Personen:

20 g gehackte Pinienkerne

1/2 Bund Basilikum

60 g milder Schafskäse

60 g leichter Frischkäse

1 Eßl. frisch geriebener Parmesan

2 Eßl. Buttermilch

2–3 Salatblätter

4 Cocktailtomaten

Raffiniert

Zubereitungszeit: etwa 20 Min.

Pro Portion etwa:
570 kJ/140 kcal
7 g EW · 10 g F · 4 g KH

1. Die gehackten Pinienkerne in einer trockenen Pfanne kurz hell rösten.

2. Das Basilikum waschen und trockenschütteln. Einen Stengel zurücklassen. Die restlichen Blätter abzupfen und fein hacken. Abgedeckt beiseite stellen.

3. Den Schafkäse durch ein Sieb streichen, den Frischkäse, die Pinienkerne, den Parmesan, das gehackte Basilikum und die Buttermilch untermischen.

4. Die Salatblätter waschen und trockenschütteln. Dann von der Käsemasse mit zwei Teelöffeln Nockerln abstechen und auf einer Platte mit den Salatblättern und den Cocktailtomaten anrichten. Mit den zurückgelegten Basilikumblättern garnieren.

Tip!

Schmeckt köstlich mit Grahambrötchen oder Kornspitz.

Tomaten-Apfel-Quark

Zutaten für 2–4 Personen:

250 g Magerquark

3 Eßl. Milch (1,5 % Fett)

1 Teel. Tomatenmark

2 Eßl. saure Sahne

1 Prise Salz

2 mittelgroße Äpfel

Raffiniert · Schnell

Zubereitungszeit: etwa 10 Min.

Bei 4 Personen pro Portion etwa:
440 kJ/100 kcal
10 g EW · 2 g F · 13 g KH

1. Den Quark mit der Milch und dem Tomatenmark verrühren, die saure Sahne und das Salz untermischen.

2. Die Äpfel waschen, schälen, die Kerngehäuse entfernen, mit der Rohkostreibe raspeln und unter den Quark rühren.

Im Bild hinten: Avocadocreme
Im Bild Mitte: Basilikumcreme
Im Bild vorne: Tomaten-Apfel-Quark

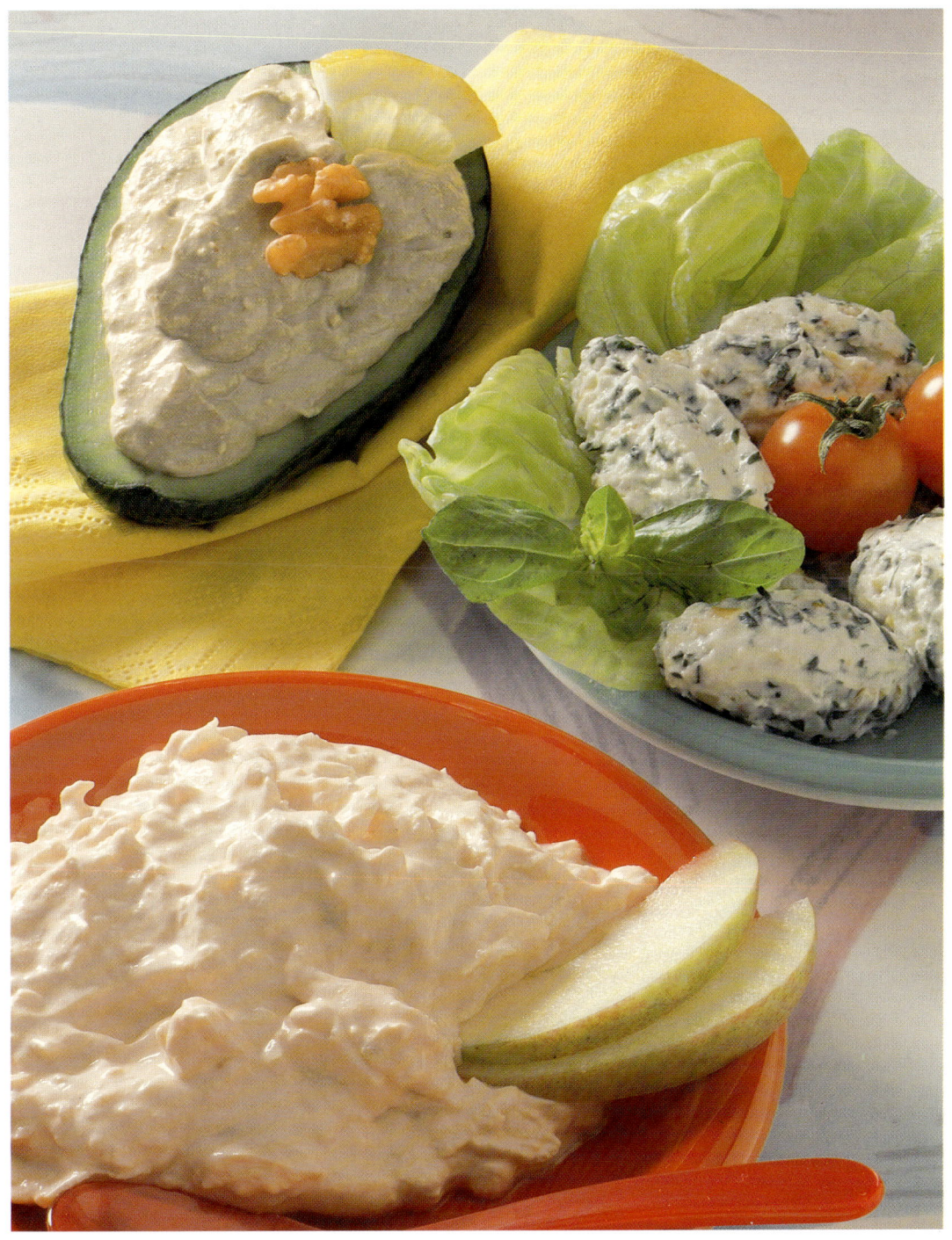

Süßer Quark

Zutaten für 2–4 Personen:
250–300 g Magerquark
2–3 Eßl. Milch (1,5 % Fett)
1/2 Päckchen Vanillinzucker
1–2 Eßl. Zucker, Honig oder
Ahornsirup
abgeriebene Schale von
1/2 unbehandelten Zitrone

Schnell

Zubereitungszeit: etwa 5 Min.

Bei 4 Personen pro Portion etwa:
590 kJ/140 kcal
11 g EW · 0 g F · 24 g KH

1. Alle Zutaten in einer Schüssel glattrühren.

Varianten:

Bananenquark

2 mittelgroße Bananen schälen, in dünne Scheiben schneiden, sofort mit 1 Eßlöffel Zitronensaft beträufeln, 1 Eßlöffel Honig darübergeben und mit 1 Eßlöffel Mandelblättchen bestreuen. 1 Teelöffel Zimt untermischen und alles mit dem Quark vermischen oder extra dazu reichen.

Preiselbeerquark

Etwa 120 g Preiselbeermarmelade entweder unter den Quark mischen oder den Quark erst auf das Brot streichen und die Marmelade daraufgeben.

Sanddornquark

2 Eßlöffel Sanddornbeerensaft (Reformhaus) unter den Quark mischen.

Beerenquark

400 g Beeren (zum Beispiel Erdbeeren oder Himbeeren) waschen, trockentupfen, Blütenansätze entfernen. In 4 Glasschälchen verteilen, die Quarkcreme über die Beeren geben und mit 1 Eßlöffel gehackten Pistazien bestreuen.

Tips!

Sanddorn ist besonders reich an Vitamin C.
Zu den Quarkaufstrichen schmeckt Sesamknäckebrot sehr gut.

Schokoquark

Etwa 20 g Schokopuddingpulver mit 2 Eßlöffeln kalter Milch anrühren, weitere 100 ml Milch zum Kochen bringen, das angerührte Puddingpulver einrühren und einmal aufkochen lassen. Abkühlen lassen und unter den Quark rühren.

Apfelquark

2 mittelgroße Äpfel waschen, schälen, die Kerngehäuse entfernen und mit der Rohkostreibe raspeln. Unter den Quark mischen und mit 1 Messerspitze Nelkenpulver abschmecken. Oder: Die Äpfel in dünne Scheiben schneiden, auf den Quark legen und gleich servieren.

Sesamquark

2 Eßlöffel Sesamsamen mit 1 Teelöffel Butter in der Pfanne rösten und unter den Quark mischen.

Bananen-Apfel-Müsli

Zutaten für 4 Personen:
450 g Bioghurt (1,5 % Fett)
2 Eßl. Honig
Saft von 1 Zitrone
2 mittelgroße Äpfel
2 mittelgroße Bananen
6 Eßl. Weizenkeime · 4 Walnüsse

Gelingt leicht

Zubereitungszeit: etwa 20 Min.

Pro Portion etwa:
1800 kJ/430 kcal
17 g EW · 21 g F · 50 g KH

1. Den Joghurt mit dem Honig und dem Zitronensaft glattrühren.

2. Die Äpfel waschen, schälen, die Kerngehäuse entfernen und die Äpfel mit der Rohkostreibe sofort in den Joghurt reiben.

3. Die Bananen schälen, kleinschneiden und mit den Weizenkeimen unterrühren. In Müslischalen verteilen und mit den Walnüssen verzieren.

Weizenkeime

Sie enthalten neben Eiweiß vor allem Vitamine der B-Gruppe, Calcium, Phosphor, Eisen und Kalium.

Bioghurt

Zur Milch werden ganz spezielle Kulturen von Milchsäurebakterien gegeben. Bioghurt schmeckt milder als Joghurt. Er wirkt günstig bei Verstopfung.

Hirseflocken-müsli

Zutaten für 4 Personen:

2 Eßl. Rosinen

4 Becher (je 150 g) Dickmilch
(1,5 % Fett)

4 mittelgroße Äpfel

6 Eßl. Hirseflocken

Gelingt leicht

Zubereitungszeit: etwa 25 Min.

Pro Portion etwa:
1100 kJ/260 kcal
5 g EW · 4 g F · 54 g KH

1. Die Rosinen knapp bedeckt in lauwarmem Wasser kurz quellen lassen.

2. Die Dickmilch in eine Schüssel geben. Die Äpfel waschen, schälen, die Kerngehäuse entfernen, mit der Rohkostreibe in die Dickmilch raffeln und gleich untermischen.

3. Die Rosinen abgießen, abtropfen lassen und unter die Dickmilch mischen.

4. In Müslischalen füllen. Kurz vor dem Verzehr die Hirseflocken darüber streuen.

Variante:

Anstelle der Rosinen können Sie auch getrocknete Pflaumen oder Aprikosen verwenden. Wer es lieber knusprig mag, nimmt Haselnüsse, Mandelsplitter oder Walnüsse und mischt diese unter das Hirseflockenmüsli.

Dickmilch

Durch Zugabe von Milchsäurebakterien wird aus Milch Dickmilch erzeugt. Durch den teilweisen Abbau von Milchzucker sind die Sauermilchsorten noch bekömmlicher als Kuhmilch. Außer Dickmilch gehören auch Joghurt, Bioghurt, Kefir und Buttermilch zu den Sauermilchsorten. Wer Vollmilch beispielsweise wegen eines Lactasemangels (Lactase ist das Enzym, das den Milchzucker spaltet) nicht verträgt, sollte deshalb Sauermilchprodukte wählen.

Sesammüsli

Zutaten für 4 Personen:

20 g Butter

40 g Sesam

40 g Rosinen

120 g zarte Haferflocken

400 ml Milch (1,5 % Fett)

2 Eßl. Ahornsirup

2 mittelgroße Bananen

6 Eßl. Weizenkeime

Raffiniert

Zubereitungszeit: etwa 20 Min.

Pro Portion etwa:
1900 kJ/450 kcal
19 g EW · 16 g F · 63 g KH

1. Die Butter in einer beschichteten Pfanne schmelzen lassen, den Sesam dazugeben und kurz rösten.

2. Die Rosinen in lauwarmem Wasser quellen lassen.

3. Die Haferflocken in die Milch streuen und mit dem Ahornsirup abschmecken.

4. Die Bananen schälen, in dünne Scheiben schneiden, zur Haferflockenmilch geben und die Weizenkeime untermischen.

5. Die Rosinen abgießen, abtropfen lassen und zum Müsli geben.

6. Vor dem Servieren mit dem gerösteten Sesam bestreuen.

Tip!

Statt Ahornsirup können Sie je nach Geschmack auch Honig, Apfel- oder Birnendicksaft verwenden.

Sesam

Er ist bereits seit Jahrtausenden bekannt. Angebaut wird diese Ölfrucht in Indien, China, Mexiko und Äthiopien. Ganze Körner geröstet schmecken nußartig. Sesam enthält wertvolle ungesättigte Fettsäuren, Vitamine und Mineralstoffe. Kalt gepreßt dient Sesam als wertvolles Speiseöl mit einem ganz milden, typischen Geschmack, der auch Salaten einen exotischen Charakter verleiht.

Kartoffel-brötchen

Zutaten für etwa 15–18 Stück:

250 g Kartoffeln

60 g Dinkelmehl

oder Weizenvollkornmehl

60 g zarte Haferflocken

2 Eßl. Milch (1,5 % Fett)

10 g Hefe · 1 Ei · ½ Teel. Salz

1 Messerspitze frisch geriebene Muskatnuß

20 g Diätmargarine

2 Eigelb · 1 Eßl. Sahne

Diätmargarine für das Backblech

Eiweißarm
Gut vorzubereiten

Zubereitungszeit: etwa 50 Min.

Bei 18 Stück pro Stück etwa:
220 kJ/52 kcal
2 g EW · 2 g F · 6 g KH

1. Die Kartoffeln waschen, kochen, schälen und durch die Kartoffelpresse in eine große Schüssel drücken. Auskühlen lassen.

2. Ein Backblech ausfetten. Den Backofen auf 180° vorheizen.

3. Das Mehl und die Haferflocken zu den Kartoffeln geben.

4. Die Milch leicht erwärmen, die Hefe darin auflösen und dazugeben, ebenso das Ei, das Salz, die Muskatnuß und die Diätmargarine. Mit dem Knethaken des Handrührgerätes durcharbeiten.

5. Aus dem Teig kleine Brötchen formen, kreuzweise einschneiden, auf das vorbereitete Blech legen, die Eigelbe und die Sahne verrühren und die Brötchen mit Hilfe eines Kuchenpinsels bestreichen. Im Backofen (Mitte) etwa 15–20 Minuten backen.

Minipizza

Zutaten für 4 Personen:

150 g Mehl · 150 g Dinkelmehl

30 g Hefe

⅛ l lauwarmes Wasser

1 Eßl. saure Sahne

1 Eßl. Sonnenblumenöl

Salz · 150 g Broccoliröschen

150 g Champignons

400 g Tomaten · 1 Zweig Thymian

½ Bund Basilikum

1 Eßl. Tomatenmark · 1 Eßl. Olivenöl

100 g Gouda (30 % Fett i.Tr.)

in 8 Scheiben

Diätmargarine für das Backblech

oder eine Pizzaform

Mehl zum Ausrollen

Gut vorzubereiten
Vegetarisch

Zubereitungszeit: etwa 1 Std.
(+ 20 Min. Backzeit)

Pro Portion etwa:
2000 kJ/480 kcal
20 g EW · 19 g F · 57 g KH

1. Die Mehlsorten mischen. Die Hefe in dem lauwarmen Wasser auflösen und zum Mehl geben. Die saure Sahne, das Öl und 1 Prise Salz untermischen. Alles gut kneten und den Teig etwa 30 Minuten zugedeckt an einem warmen Ort gehenlassen.

2. Ein Backblech mit der Diätmargarine ausfetten. Den Backofen auf 180° vorheizen.

3. Etwas Salzwasser zum Kochen bringen. Die Broccoliröschen waschen und in das Salzwasser legen, nach 1–2 Minuten mit einem Schaumlöffel herausnehmen. Die Champignons waschen, putzen (nicht schälen) und in dünne Scheiben schneiden. Die Tomaten waschen, halbieren, die Stengelansätze entfernen und in Scheiben schneiden. Das Gemüse zudecken und kühl stellen.

4. Den Thymian und das Basilikum waschen und die Blätter hacken. Zudecken und kalt stellen.

5. Das Tomatenmark und das Olivenöl mit der Hälfte der gehackten Kräuter verrühren.

6. Den Hefeteig nochmals kurz durchkneten, auf einer bemehlten Arbeitsfläche 8 kleine Fladen von etwa 10–12 cm Durchmesser ausrollen und auf das gefettete Blech legen.

7. Die Tomatenmark-Olivenöl-Mischung auf die Fladen streichen, mit dem vorbereiteten Gemüse belegen, die restlichen Kräuter darauf streuen und mit den Käsescheiben belegen. Die Pizza im Backofen (Mitte) etwa 15–20 Minuten backen.

Im Bild hinten: Minnipizza
Im Bild vorne: Kartoffelbrötchen

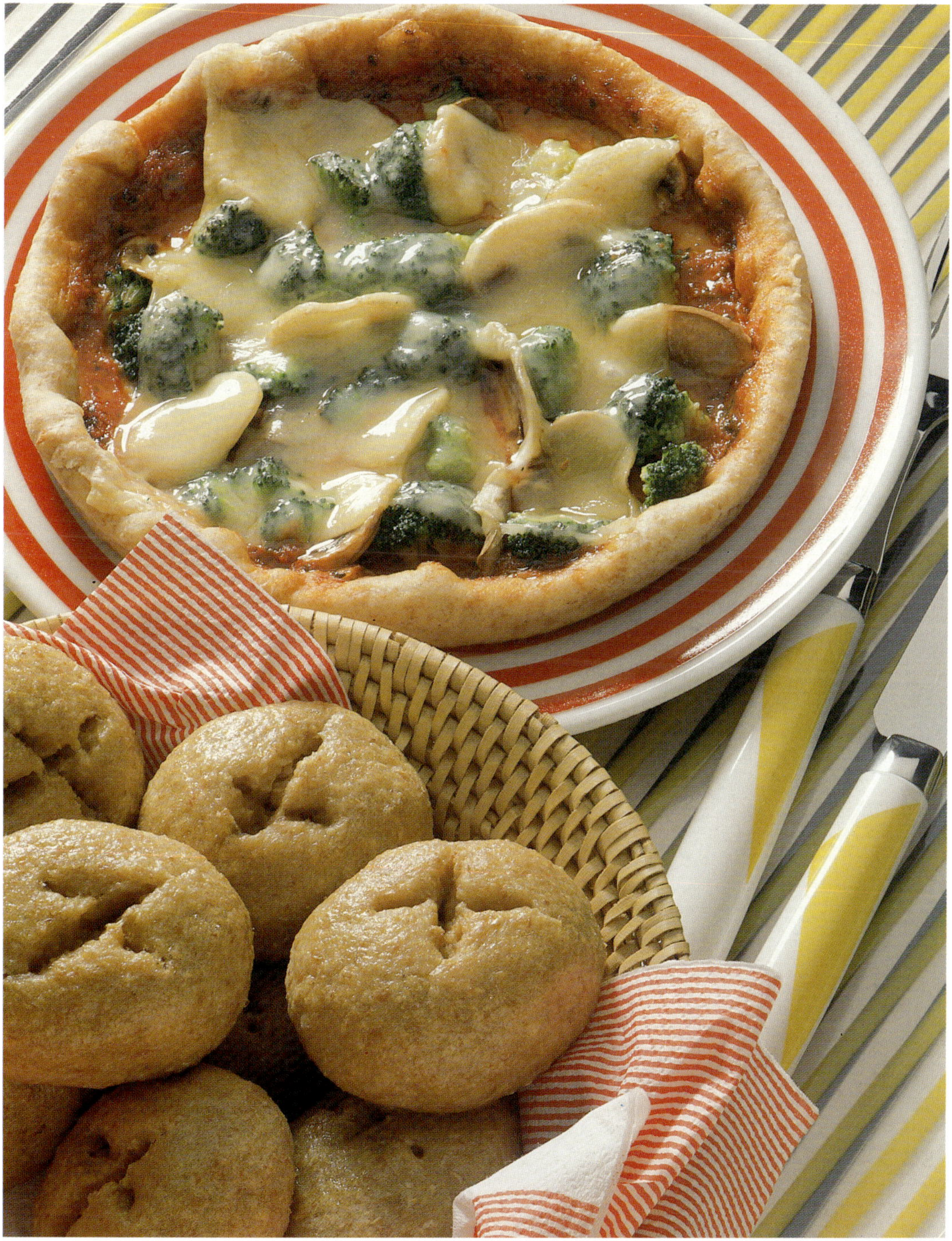

Schweinefilet-Sellerie-Toast

Zutaten für 4 Personen:
200 g Schweinefilet
75 g Knollensellerie
2 Eßl. Öl · 1 Prise Salz
1/2 Teel. getrockneter Oregano
etwas Paprikapulver, edelsüß
4 Scheiben Vollkorntoast
200 g Tomaten · 100 g Mozzarella
1/2 Bund Petersilie
Diätmargarine für das Backblech

Raffiniert

Zubereitungszeit: etwa 20 Min.

Pro Portion etwa:
1600 kJ/320 kcal
20 g EW · 15 g F · 24 g KH

1. Das Schweinefilet waschen, entfetten und in feine Streifen schneiden. Den Sellerie waschen, schälen und in feine Streifen schneiden.

2. Das Öl in einer Pfanne erhitzen, das Fleisch und den Sellerie dazugeben, mit dem Salz, dem Oregano und dem Paprikapulver in etwa 3 Minuten garen.

3. Das Brot leicht toasten und die Fleisch-Sellerie-Mischung gleichmäßig auf die Toastbrote verteilen.

4. Den Backofen auf 220° vorheizen. Ein Backblech ausfetten.

5. Die Tomaten waschen, häuten, halbieren, Stengelansätze entfernen, entkernen und in etwa 2 cm große Würfel schneiden. Auf den Toastbroten verteilen.

6. Den Mozzarella in Scheiben schneiden und auf die Tomaten legen. Die Petersilie waschen, trockenschütteln und kleinschneiden.

7. Die Toastbrote auf das Backblech legen und in etwa 5 Minuten im Backofen (Mitte) hell überbacken. Dann mit der gehackten Petersilie bestreut anrichten.

Tips!

Der Sellerie kann auch durch Champignons ersetzt werden. Überbacken Sie Toast immer hell, der Käse soll lediglich schmelzen. Wird der Käse zu dunkel, schmeckt er leicht bitter und ist auch schwerer verdaulich.

Camembert-Birnen-Toast

Zutaten für 4 Personen:
1/4 Zimtstange
1 Teel. Zitronensaft
2 Birnen · 1 Teel. Butter
2 Teel. Mandelblätter
4 Scheiben Vollkorntoast
1 Teel. Butter oder Diätmargarine
2 kleine, runde Camembert
(30 % Fett i.Tr.)
2 Eßl. Preiselbeerkompott
4 Salatblätter
Diätmargarine für das Backblech

Gelingt leicht
Vegetarisch

Zubereitungszeit: etwa 20 Min.

Pro Portion etwa:
1500 kJ/360 kcal
20 g EW · 17 g F · 30 g KH

1. 1/4 l Wasser mit der Zimtstange und dem Zitronensaft zum Kochen bringen.

2. Die Birnen waschen, schälen, halbieren, die Kerngehäuse entfernen und in das kochende Wasser legen. Etwa 5 Minuten garen. Dann mit einem Schaumlöffel herausnehmen und abtropfen lassen.

3. Den Backofen auf 200° vorheizen. Das Backblech ausfetten.

4. Die Butter in einer beschichteten Pfanne erhitzen, die Mandelblätter dazugeben und leicht bräunen.

5. Die Brotscheiben toasten, dünn mit Butter oder Diätmargarine bestreichen und auf jeden Toast eine Birnenhälfte legen.

6. Den Camembert so halbieren, daß jeweils zwei «Taler» entstehen. Die Camembertscheiben auf die Birnen legen und die gerösteten Mandeln darüber streuen.

7. Die Toasts auf das gefettete Backblech legen und im Backofen (Mitte) etwa 5 Minuten überbacken.

8. Auf Dessertellern mit dem Preiselbeerkompott und den Salatblättern anrichten.

Tomaten mit Kräuter-Reis-Salat

Zutaten für 4 Personen:
Für die Tomaten:
4 Fleischtomaten oder
8 mittelgroße Tomaten
1/2 Bund Petersilie · 1 Prise Salz
Für den Kräuter-Reis-Salat:
400 ml Gemüsebrühe
200 g Langkornreis
300 g Joghurt (1,5 % Fett)
2 Eßl. saure Sahne
2–3 Eßl. milder Essig · 1 Essiggurke
3 Eßl. feingehackte Kräuter, zum
Beispiel Kerbel, Kresse, Petersilie,
Schnittlauch, Basilikum, Pimpinelle
oder Dill
1 Stengel krause Petersilie

Eiweißarm

Zubereitungszeit: etwa 40 Min.

Pro Portion etwa:
1200 kJ/290 kcal
11 g EW · 4 g F · 54 g KH

1. Für den Reis-Kräuter-Salat die Gemüsebrühe in einem Topf zum Kochen bringen. Den Reis in einem Sieb kurz unter fließendem Wasser waschen, in die kochende Brühe geben und bei schwacher Hitze zugedeckt in etwa 20 Minuten garen. Abkühlen lassen.

2. Die Tomaten waschen, die Deckel jeweils abschneiden, die Tomaten aushöhlen. Die Petersilie waschen, trockenschütteln und fein hacken. Die Tomaten mit dem Salz und der Petersilie würzen. Kalt stellen.

3. Den Joghurt mit der sauren Sahne und dem Essig verrühren. Die Essiggurke fein würfeln und mit den gehackten Kräutern dazugeben.

4. Den abgekühlten Reis unter den Joghurt mischen und in die Tomaten füllen. Die Deckel auf die Tomaten setzen und mit der gewaschenen, krausen Petersilie garnieren.

Gefüllte Tomaten mit Geflügelsalat

Zutaten für 4 Personen:
Für die Tomaten:
4 Fleischtomaten oder
8 mittelgroße Tomaten
Salz · 1 Eßl. gehackte Petersilie
Für den Geflügelsalat:
400 ml Gemüsebrühe
200 g Langkornreis
2 Hähnchenbruststücke, tiefgekühlt
und aufgetaut, oder gekochte
Hühnchenreste
300 g Joghurt (1,5 % Fett)
2 Eßl. saure Sahne
2–3 Eßl. Zitronensaft
1/2 Teel. Currypulver
2 Essiggurken
1 mittelgroßer Apfel

Raffiniert

Zubereitungszeit: etwa 1 Std.

Pro Portion etwa:
1700 kJ/400 kcal
33 g EW · 5 g F · 60 g KH

1. Für den Salat die Gemüsebrühe in einem Topf zum Kochen bringen. Den Reis in einem Sieb kurz unter fließendem Wasser waschen, in die kochende Brühe geben und bei schwacher Hitze zugedeckt in etwa 20 Minuten garen. Abkühlen lassen.

2. Die aufgetauten Hähnchenbrüste in etwa 20 Minuten in Salzwasser garen. Abkühlen lassen und in kleine Würfel schneiden.

3. Die Tomaten waschen. Die Deckel jeweils abschneiden, die Tomaten aushöhlen und mit Salz und der Petersilie würzen. Kalt stellen.

4. Den Joghurt mit der sauren Sahne, dem Zitronensaft, dem Currypulver und Salz verrühren, die Essiggurken klein würfeln, den Apfel waschen, schälen, das Kerngehäuse entfernen, klein würfeln und zum Joghurt geben.

5. Den Reis und das Fleisch untermischen und in die ausgehöhlten Tomaten füllen.

Artischocken mit Kräuterdip

Artischocken können Sie kalt oder warm servieren, in jedem Fall aber mit einer Sauce.

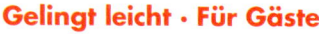

Zutaten für 4 Personen:

4 Artischocken

Saft von 2 Zitronen

Salz · 2 Eier

1 mittelgroße Essiggurke

je ¹⁄₂ Bund Basilikum, Dill und

Petersilie

1 Eßl. Kapern

150 g Joghurt (1,5 % Fett)

1 Teel. mittelscharfer Senf

2 Eßl. Sonnenblumenöl

etwas Balsamessig,

ersatzweise anderer Essig

Gelingt leicht · Für Gäste

Zubereitungszeit: etwa 1 Std.

Pro Portion etwa:
1000 kJ/240 kcal
10 g EW · 14 g F · 20 g KH

Tips!

Die Artischoken sind gar, wenn sich ein Innenblatt leicht herausziehen läßt. Von der gegarten Artischocke die Blätter einzeln loszupfen, und zwar die äußeren zuerst. Dann das verdickte Ende des Blattes in die Sauce stippen und die Sauce und die Verdickung des Blattendes mit den Zähnen abstreifen.

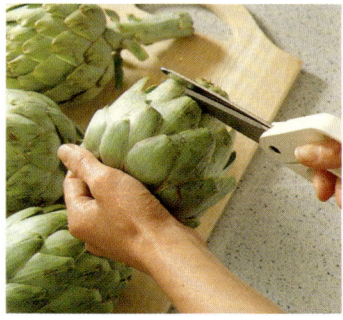

1. Die Artischocken waschen, die Stiele abschneiden, die Blattspitzen mit einer Küchenschere kürzen und die Schnittstellen mit einem Teil des Zitronensaftes bestreichen.

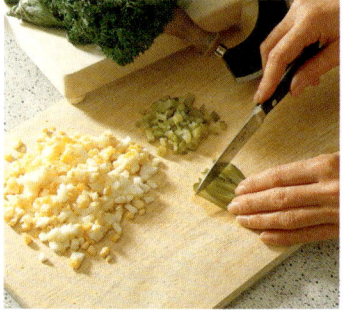

2. Reichlich Salzwasser mit dem restlichen Zitronensaft aufkochen, die Artischocken etwa 30–45 Minuten darin garen, dann abtropfen lassen. Die Eier hart kochen, schälen und in kleine Würfel schneiden. Die Essiggurke in feine Würfel schneiden.

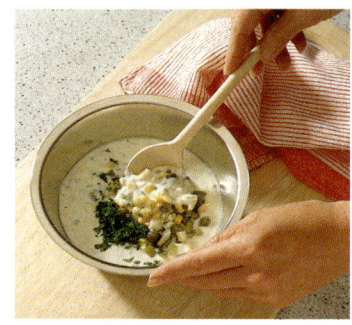

3. Das Basilikum, den Dill und die Petersilie waschen, trockenschütteln und fein hacken. Die Kapern fein hacken. Den Joghurt in eine Schüssel geben, den Senf, 1 Prise Salz, die gehackten Eier, die Essiggurke, die Kräuter, das Öl und die Kapern daruntermischen. Bei Bedarf 1–2 Eßlöffel Balsamessig dazugeben.

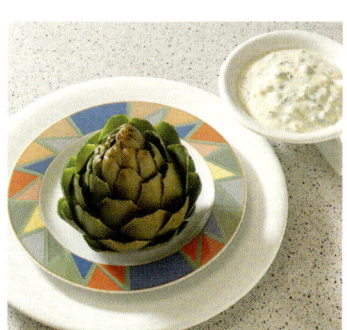

4. Die Sauce in 4 Schälchen verteilen und mit den Artischocken anrichten. Dazu paßt Baguette.

Spargeltoast

Zutaten für 4 Personen:

Salz

1 Teel. Zitronensaft

1/2 Teel. Zucker

600 g frischer Spargel

4 Scheiben Toast

1 Eßl. Diätmargarine oder Butter

2 Eier

80 g frisch geriebener Edamer

(30 % Fett i.Tr.)

2 kleine Tomaten

1 Stengel krause Petersilie

Küchengarn

Diätmargarine für das Backblech

Vegetarisch · Raffiniert

Zubereitungszeit: etwa 45 Min.

Pro Portion etwa:
1200 kJ/290 kcal
16 g EW · 14 g F · 25 g KH

Tips!

Verwenden Sie einmal
Fenchel, Chicorée oder
Schwarzwurzeln statt des
Spargels.
Wenn Sie den geschälten
Spargel gegen das Licht
halten, soll er feucht-glän-
zend aussehen. »Stumpfe«
Stellen müssen nachge-
schält werden.
Das Spargelkochwasser
können Sie für eine delikate
Spargelcremesuppe weiter-
verwenden.

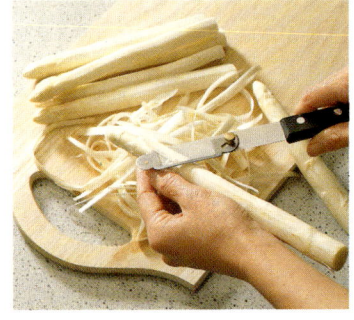

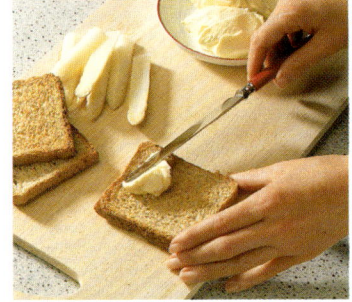

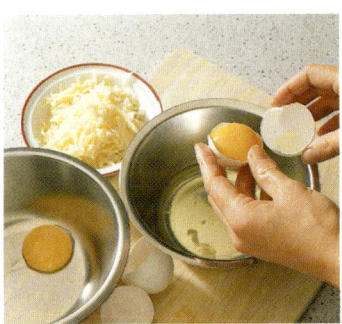

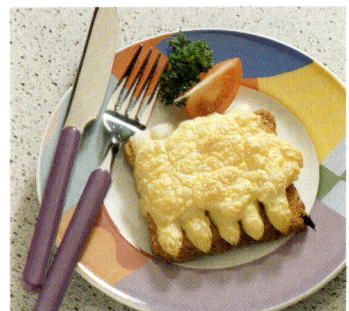

1. Etwa $^3/_4$ l Wasser in einem
großen Topf mit 1 Prise Salz,
dem Zitronensaft und dem
Zucker zum Kochen bringen.
Den Spargel waschen, von der
Spitze zum Stielende schälen,
die holzigen Endstücke entfernen und einmal durchschnei-
den. Mit Küchengarn zusammenbinden.

2. In etwa 10 Minuten im
kochenden Salzwasser garen.
Mit dem Schaumlöffel herausnehmen und abkühlen lassen.
In der Zwischenzeit das Backblech ausfetten, den Backofen
auf 220° vorheizen. Die Brotscheiben hell toasten und dünn
mit der Diätmargarine oder
Butter bestreichen.

3. Die Eier trennen. Zu den Ei-
gelben den geriebenen Käse
geben. Die Eiweiße zu Schnee
schlagen und unter die Käsemasse heben.

4. Vom Spargel den Faden
entfernen, die Stangen halbieren und auf die Toastscheiben
legen, die Käse-Ei-Masse darauf geben und im Backofen
(Mitte) in etwa 6 Minuten hell
überbacken. Die Tomaten waschen und vierteln. Den Spar-
geltoast mit den Tomatenvierteln
und der gewaschenen, krausen
Petersilie anrichten.

Blumenkohl- salat

Zutaten für 4 Personen:
1 kleiner Blumenkohl (etwa 500 g)
Salz
5 Eßl. Essig · 1 Teel. Zucker
100 g Magerquark
150 g Joghurt (1,5 % Fett)
1/2 Teel. Zitronensaft
100 g magerer, gekochter Schinken
2–3 Salatblätter

Gut vorzubereiten

Zubereitungszeit: etwa 35 Min.
(+ 1 Std. Marinierzeit)

Pro Portion etwa:
520 kJ/120 kcal
13 g EW · 4 g F · 8 g KH

1. Den Blumenkohl putzen und im Ganzen in kochendem Salzwasser in etwa 15 Minuten knackig garen, abtropfen lassen.

2. Aus $1/4$ l Wasser, dem Essig, dem Zucker und 1 Prise Salz eine Marinade rühren. Den Blumenkohl mit dem Dressing übergießen und etwa 1 Stunde durchziehen lassen.

3. Den Magerquark, den Joghurt, den Zitronensaft und 1 Prise Salz verrühren. Von dem Schinken den Fettrand entfernen, würfeln. Eine Platte mit den Salatblättern auslegen.

4. Den Blumenkohl aus der Essigmarinade nehmen, auf die Salatblätter geben und die Quark-Joghurt-Sauce darüber gießen. Den gewürfelten Schinken darauf verteilen.

Waldorfsalat

Zutaten für 4 Personen:
150 g Joghurt (1,5 % Fett)
2 Eßl. saure Sahne
1 Eßl. Zitronensaft
1 Messerspitze Haselnußmus
oder Mandelmus (Reformhaus)
1 Eßl. gehackte Mandeln
200 g Knollensellerie
200 g Äpfel
4 Salatblätter
1 Stengel krause Petersilie

Gelingt leicht

Zubereitungszeit: etwa 30 Min.

Pro Portion etwa:
41 kJ/98 kcal
4 g EW · 5 g F · 10 g KH

1. Den Joghurt mit der sauren Sahne, dem Zitronensaft, dem Nuß- oder Mandelmus und den Mandeln verrühren.

2. Den Sellerie waschen, schälen und in sehr dünne Streifen (Julienne) schneiden. Sofort zum Joghurt geben. Die Äpfel waschen, schälen, die Kerngehäuse entfernen, in etwa $1/2$ cm große Würfel schneiden und ebenfalls unter den Joghurt mischen.

3. Vier Glasteller mit je einem Salatblatt belegen, den Waldorfsalat darauf anrichten und mit der gewaschenen, krausen Petersilie garnieren.

Käse-Wurst- Salat

Zutaten für 4 Personen:
150 g Putenfleischwurst
(Geflügelwurst)
1/2 Bund Radieschen
120 g Gouda (30 % Fett i.Tr.)
3 Eßl. Essig
2 Eßl. Sonnenblumenöl
1/2 Bund Petersilie

Schnell

Zubereitungszeit: etwa 10 Min.

Pro Portion etwa:
1100 kJ/220 kcal
15 g EW · 15 g F · 3 g KH

1. Die Putenwurst und die Radieschen in Scheiben schneiden, den Käse in Streifen schneiden.

2. Aus dem Essig, 3 Eßlöffeln Wasser und dem Öl eine Essigmarinade rühren.

3. Die Wurst, die Radieschen und die Käsestreifen in eine Schüssel geben und mit der Sauce übergießen.

4. Die Petersilie waschen, trockenschütteln und fein hacken. Die gehackte Petersilie über den Salat streuen.

Tip!

Dazu schmecken Knusperbrötchen (Seite 10) ausgezeichnet.

Fenchel-Grünkern-Salat

Zutaten für 4 Personen:

1/2 l Gemüsebrühe

120 g Grünkern

150 g Joghurt (1,5 % Fett)

1 Prise Salz

1 Teel. frisch gepreßter Zitronensaft

1/2 Teel. mittelscharfer Senf

400 g Fenchel

200 g blaue Weintrauben

50 g Edamer (30 % Fett i.Tr.)

4 Salatblätter

Vegetarisch

Zubereitungszeit: etwa 1 Std.

Pro Portion etwa:
990 kJ/240 kcal
12 g EW · 5 g F · 37 g KH

1. Die Gemüsebrühe in einem Topf zum Kochen bringen. Den Grünkern in die kochende Brühe geben und in etwa 30 Minuten bei abgeschalteter Herdplatte ausquellen lassen. Abkühlen lassen.

2. Aus dem Joghurt, dem Salz, dem Zitronensaft und dem Senf eine Marinade bereiten.

3. Den Fenchel waschen, putzen und das Fenchelgrün beiseite legen. Den Fenchel halbieren und den Strunk herausschneiden. Den Fenchel in feine Streifen schneiden und zur Marinade geben.

4. Die Trauben waschen, halbieren, entkernen und dazugeben. Den Käse würfeln und untermischen. Ebenso den abgekühlten Grünkern. Auf den Salatblättern mit dem Fenchelgrün anrichten.

Fischsalat

Zutaten für 4 Personen:

1 Lorbeerblatt

1 Scheibe Knollensellerie

3 Eßl. Zitronensaft

2 Petersilienstengel

1/2 Möhre

400 g frisches oder tiefgekühltes Kabeljaufilet

Salz

250 g grüner Spargel

1 Ei

200 g Joghurt (1,5 % Fett)

200 g tiefgekühlte Krabben, aufgetaut

1 1/2 Eßl. Tomatenketchup

Paprikapulver, edelsüß

4 mittelgroße Tomaten

4 Salatblätter

2 Stengel Dill

Raffiniert

Zubereitungszeit: etwa 1 1/4 Std
(+ 1 Std. Kühlzeit)

Pro Portion etwa:
870 kJ/210 kcal
34 g EW · 4 g F · 11 g KH

1. Einen Fischsud aus 1/2 l Wasser, dem Lorbeerblatt, dem Sellerie, 2 Eßlöffeln von dem Zitronensaft, der Petersilie und der Möhre herstellen. Etwa 30 Minuten bei schwacher Hitze köcheln lassen. Dann durch ein Sieb in einen anderen Topf schütten und den Sud wieder aufkochen.

2. Das Kabeljaufilet waschen, trockentupfen, mit dem restlichen Zitronensaft beträufeln und salzen. Im kochenden Sud etwa 10 Minuten bei schwacher Hitze garen.

3. Den Spargel waschen, und in etwa 3 cm lange Stücke schneiden. Den Fisch aus dem Kochwasser nehmen, abkühlen lassen und in große Stücke teilen. Den Spargel im Fischsud in etwa 12 Minuten garen.

4. Inzwischen das Ei etwa 10 Minuten hart kochen, dann in Scheiben schneiden.

5. Den Spargel aus dem Kochwasser nehmen und in eine Schüssel geben. 1/8 l von dem Kochwasser über den Spargel gießen. Die Krabben dazugeben und ziehen lassen.

6. Aus dem Joghurt, dem Tomatenketchup, 3 Eßlöffeln von dem Fischsud, 1 Prise Salz, dem Paprikapulver und 1 Prise Zucker eine Sauce herstellen. Die Fischstücke hineinlegen und etwa 1 Stunde kühl stellen.

7. Die Tomaten waschen, häuten und in dünne Scheiben schneiden, dabei die Stielansätze und die Kerne entfernen. Den Spargel und die Krabben aus der Marinade nehmen und zusammen mit den Tomatenscheiben vorsichtig unter den Fisch mischen.

8. Auf die Salatblätter legen und mit den Dillstengeln und Eischeiben garnieren.

Käse-Honig-melonen-Salat

Zutaten für 4 Personen:
150 g Joghurt (1,5 % Fett)
1 Eßl. Sahne
1 Teel. Zitronensaft
1 Prise Zucker
200 g Gouda (30 % Fett i.Tr.)
200 g Honigmelone

Schnell

Zubereitungszeit: etwa 15 Min.

Pro Portion etwa:
1000 kJ/240 kcal
14 g EW · 17 g F · 8 g KH

1. In einer Schüssel den Joghurt mit der Sahne, dem Zitronensaft und dem Zucker verrühren.

2. Den Käse in kleine Würfel schneiden. Die Melone halbieren und die Kerne mit einem Teelöffel entfernen. Das Fruchtfleisch würfeln und einige Würfel zum Garnieren zurücklegen. Die übrigen Melonenstücke und den Käse in die Joghurtmarinade geben.

3. Mit den zurückgelegten Melonenstückchen garnieren.

Tips!

Dazu können Sie Walnußbrötchen, Vollkorntoast oder Knusperbrötchen (Seite 10) anbieten. Als Garnierung sehen blaue Trauben besonders schön aus.

Erdbeer-Soja-keim-Salat

Zutaten für 4 Personen:
200 g Joghurt (1,5 % Fett)
1 Eßl. Sahne · 2 Eßl. Zucker
2 Eßl. Zitronensaft
500 g Erdbeeren
2 Orangen
125 g Sojabohnenkeimlinge
4 Chicoréeblätter

Eiweißarm · Raffiniert

Zubereitungszeit: etwa 30 Min.

Pro Portion etwa:
710 kJ/170 kcal
6 g EW · 4 g F · 32 g KH

1. Den Joghurt, die Sahne, den Zucker und den Zitronensaft in einer Schüssel verrühren.

2. Die Erdbeeren waschen, mit Küchenpapier trockentupfen, 4 besonders schöne Früchte zum Garnieren zurücklegen, den Rest putzen, halbieren und in eine Schüssel geben.

3. Die Orangen schälen, vierteln, in dünne Scheiben schneiden und zu den Erdbeeren geben.

4. Die Sojabohnenkeimlinge in einem Sieb gründlich abspülen, abtropfen lassen und unter den Obstsalat mischen.

5. Eine Glasplatte mit den gewaschenen Chicoréeblättern belegen.

6. Den Salat gut durchmischen und auf die Chicoréeblätter verteilen. Die Joghurtsauce darüber gießen. Mit den ganzen Erdbeeren verzieren.

Soja

gehört zu der Familie der Hülsenfrüchte und ist eine der ältesten und wertvollsten Kulturpflanzen der Menschheit. Sojaöl ist ein Hauptrohstoff zur Gewinnung von Lecithin, einem wichtigen Fettstoff, der in fast allen Zellen unseres Körpers am Aufbau der Zellmembranen beteiligt ist.
Soja enthält etwa 35 Prozent hochwertiges Pflanzeneiweiß. Soja wird zu den verschiedensten Produkten verarbeitet wie Sojakeimen, -öl, -milch, -schrot, -mehl, -quark (Tofu) und zu der bekannten Sojasauce.

Bild oben: Erdbeer-Sojakeim-Salat
Bild unten: Käse-Honigmelonen-Salat

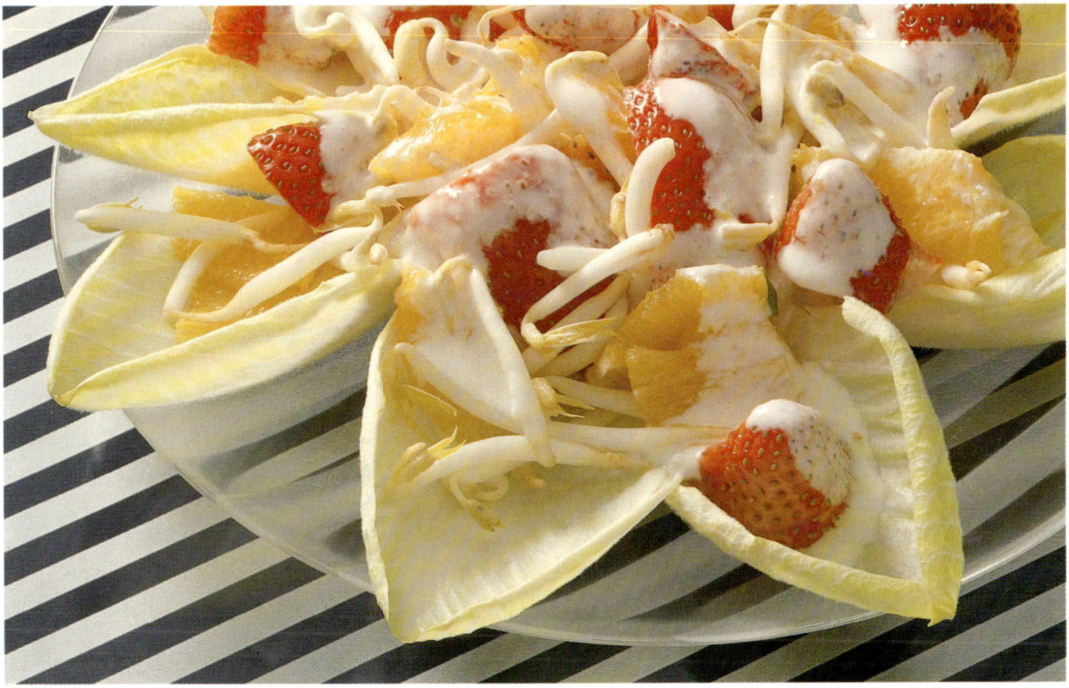

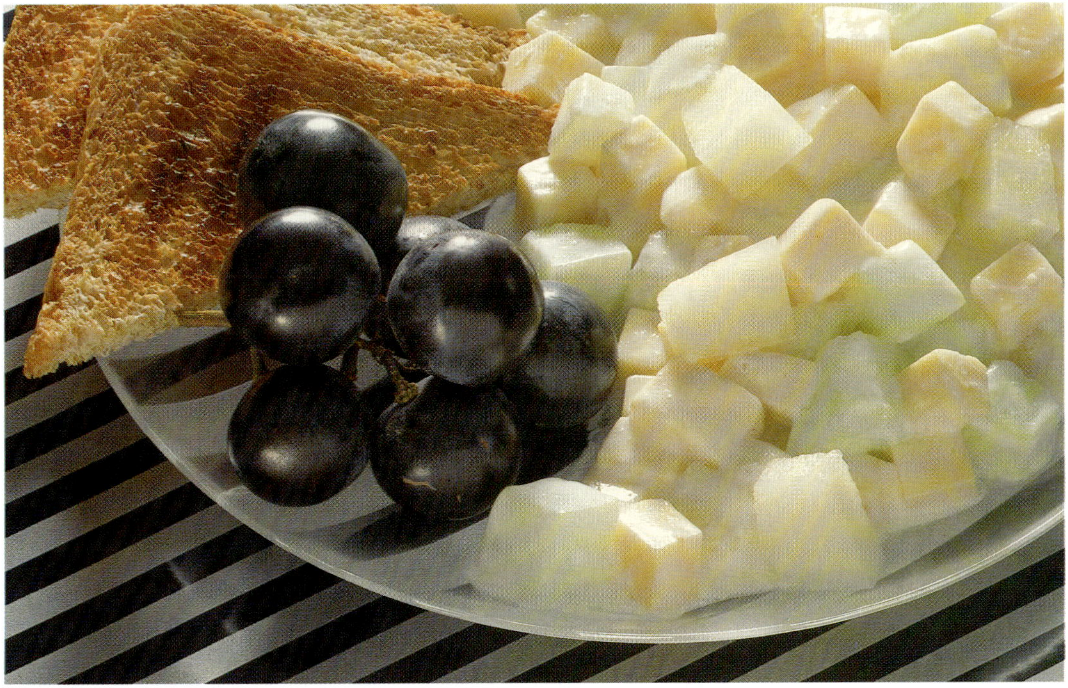

Bunter Kartoffelsalat

Zutaten für 4 Personen:
500 g festkochende Kartoffeln
3 Eßl. mittelscharfer Senf
2 Eßl. Zitronensaft
100 g saure Sahne
100 g Joghurt (1,5 % Fett)
1 Prise Salz · Paprikapulver, edelsüß
1 Prise Zucker
300 g Tomaten · 1/2 Ananas
2 kleine Bananen · 2–3 Salatblätter
1 Stengel krause Petersilie

Gelingt leicht · Eiweißarm

Zubereitungszeit: etwa 30 Min.
(+ 1 Std. Marinierzeit)

Pro Portion etwa:
1100 kJ/260 kcal
6 g EW · 4 g F · 37 g KH

1. Die Kartoffeln garen. Den Senf, 1/2 Teelöffel von dem Zitronensaft, die saure Sahne, den Joghurt, das Salz, Paprikapulver und den Zucker miteinander verrühren. Die Kartoffeln schälen, würfeln und in eine Schüssel geben.

2. Die Tomaten häuten, dann halbieren, entkernen und die Stielansätze entfernen, würfeln und zu den Kartoffeln geben. Die Ananas schälen, das harte Mittelstück entfernen, in Scheiben schneiden und dazugeben. Die Bananen schälen, halbieren, in Scheiben schneiden und ebenfalls dazugeben.

3. Alle Zutaten mit dem restlichen Zitronensaft beträufeln. Sofort die Joghurtsauce darüber

gießen und vorsichtig mischen. Mindestens 1 Stunde ziehen lassen, dann auf den Salatblättern anrichten und mit der krausen Petersilie garnieren.

Möhren-rohkost

Zutaten für 4 Personen:
100 g Joghurt (1,5 % Fett)
1 Teel. Zitronensaft
1 Teel. Sanddornbeerensaft
(Reformhaus)
200 g Möhren · 200 g Äpfel
4 Salatblätter · 1 Stengel Petersilie

Gelingt leicht · Schnell

Zubereitungszeit: etwa 20 Min.

Pro Portion etwa:
220 kJ/52 kcal
2 g EW · 1 g F · 10 g KH

1. Den Joghurt mit dem Zitronensaft und dem Sanddornbeerensaft verrühren.

2. Die Möhren waschen, putzen und schälen, mit der Rohkostreibe fein reiben und gleich unter den Joghurt mischen.

3. Die Äpfel waschen, schälen, die Kerngehäuse entfernen und in die Joghurtmarinade grob reiben. Alles gut vermischen.

4. Die Salatblätter und die Petersilie waschen, dann eine Servierplatte mit den gewaschenen Salatblättern auslegen und den Rohkostsalat darauf anrichten. Mit der krausen Petersilie garnieren.

Feldsalat mit Kartoffel-dressing

Zutaten für 4 Personen:
200 g Kartoffeln
125 g Feldsalat
1/2 Bund Petersilie
2 Eßl. Sonnenblumenöl
1 Prise Salz · 1–2 Eßl. Essig
1/2 Teel. mittelscharfer Senf
2 Eßl. saure Sahne
4–5 Eßl. Sahne
8 Cocktailtomaten oder 1 Tomate

Raffiniert

Zubereitungszeit: etwa 25 Min.

Pro Portion etwa:
960 kJ/203 kcal
3 g EW · 16 g F · 11 g KH

1. Die Kartoffeln waschen, in der Schale weich kochen, schälen und durch eine Kartoffelpresse drücken.

2. Den Feldsalat waschen, eventuell kleine Wurzeln entfernen und abtropfen lassen. Die Petersilie waschen, trockenschütteln und fein hacken.

3. Alle übrigen Zutaten bis auf die Tomaten sowie die Petersilie mit den Kartoffeln verrühren.

4. Erst kurz vor dem Servieren die Kartoffel-Marinade über den Feldsalat geben. Die Tomaten waschen und abtrocknen. Den Salat auf vier Teller verteilen und mit den Cocktailtomaten garniert servieren.

Grapefruit mit Krabben

Zutaten für 4 Personen:

100 g Joghurt (1,5 % Fett)

2 Eßl. saure Sahne

1 Eßl. Zitronensaft

1 Prise Salz

1/2 Bund Dill

2 Grapefruit

150 g frische oder tiefgekühlte

Krabben

Raffiniert

Zubereitungszeit: etwa 20 Min.

Pro Portion etwa:
280 kJ/67 kcal
2 g EW · 2 g F · 11 g KH

1. Den Joghurt, die saure Sahne, den Zitronensaft und das Salz verrühren. Den Dill waschen, trockenschütteln, 1 Stengel zum Garnieren zurücklassen, den Rest fein hacken und in die Joghurt-marinade geben.

2. Die Grapefruit waschen und gezackt halbieren. Das Fruchtfleisch mit einem Messer herauslösen dann in Würfel schneiden und unter die Marinade mischen.

3. Die Krabben waschen oder abtropfen lassen und mit Küchenpapier trockentupfen. Dann die Krabben ebenfalls zur Marinade geben.

4. Den Salat in die ausgehöhlten Grapefruithälften füllen und mit dem zurückgelegten Dillzweig garnieren.

Nudel-Gemüse-Salat

Zutaten für 4 Personen:

wenig Salz

200 g weiße und rote Hörnchennudeln

100 g Möhren

100 g zarte grüne Bohnen

100 g feine, tiefgekühlte Erbsen

100 g Tomate

1/2 Bund Schnittlauch

100 g Magerquark

150 g Magerjoghurt

2 Eßl. saure Sahne

2–3 Eßl. Essig

1 Prise Zucker

etwas krause Petersilie

1 Ei

Preiswert
Gut vorzubereiten

Zubereitungszeit: etwa 40 Min.
(+ 30 Min. Marinierzeit)

Pro Portion etwa:
1100 kJ/260 kcal
13 g EW · 3 g F · 42 g KH

1. Reichlich Salzwasser zum Kochen bringen. Die Nudeln darin in etwa 8 Minuten bißfest kochen. Dann abgießen und so lange abspülen, bis sie abgekühlt sind. Abtropfen lassen.

2. Die Möhren und die Bohnen waschen und putzen. Die Möhren in kleine Würfel, die Bohnen in etwa 1/2 cm große Stücke schneiden. Zusammen mit den Erbsen in sehr wenig Wasser oder Gemüsebrühe etwa 10 Minuten dünsten. Herausnehmen und abkühlen lassen.

3. Die Tomaten waschen, den Stielansatz entfernen und roh in kleine Würfel schneiden. Zudecken. Den Schnittlauch waschen, trockenschütteln und in feine Röllchen schneiden. Zudecken.

4. Den Quark, den Joghurt, die saure Sahne, den Essig, 1 Prise Salz und den Zucker zu einer Marinade verrühren. Den Schnittlauch dazugeben. Das Ei hart kochen. Die Petersilie waschen und trockenschütteln.

5. Die Nudeln und das Gemüse in eine Schüssel geben, die Salatsauce darüber gießen und gut mischen. Etwa 30 Minuten durchziehen lassen. Mit der krausen Petersilie und Eischeiben anrichten.

Tip!

Sie können auch andere Gemüse, Broccoliröschen, oder Küchenkräuter wie Petersilie, Dill und Liebstöckel verwenden. Die Küchenkräuter können Sie auch alle mischen und fein hacken. Das ergibt ein wunderbares Aroma und auf das Nachsalzen können Sie getrost verzichten!

Fleisch und Geflügel

Grundsätzlich bekommt Ihnen jedes magere Fleisch und Geflügel. Vermeiden Sie aber scharfes Anbraten und ungenügendes Garen. Viel Gemüse und wenig Fleisch ist besser als umgekehrt, insbesondere weil Sie ja nicht mehr als etwa 15 Prozent Ihres Energiebedarfes durch Eiweiß decken sollen. Sie können bei den folgenden Rezepten die Fleischsorten nach Belieben variieren, statt Kalb können Sie zum Beispiel mageres Schweine-, Rind-, Lamm- oder Geflügelfleisch verwenden.

Rinderfilet mit Backofen-Pommes

Zutaten für 5–6 Personen:

750 g Rinderfilet (vom Metzger häuten lassen) · Salz

1 Teel. Paprikapulver, edelsüß

50 g Sonnenblumenöl · 2 Eier

150 g tiefgekühlter passierter Spinat, aufgetaut

60 g Mehl

1 Prise Salz

2 Messerspitzen frisch geriebene Muskatnuß

800 g Kartoffeln

Paprikapulver, edelsüß

Öl für das Backblech

Für Gäste

Zubereitungszeit: etwa 1 $1/2$ Std.

Bei 6 Personen pro Portion etwa:
1400 kJ/330 kcal
22 g EW · 14 g F · 26 g KH

1. Den Backofen auf 230° vorheizen.

2. Das Rinderfilet waschen, mit Küchenpapier trockentupfen und mit 1 Prise Salz und dem Paprikapulver einreiben. Das Öl in einem Bratentopf erhitzen und das Filet von allen Seiten kurz anbraten. Den Topf auf den Rost in den Backofen (Mitte) stellen und das Rinderfilet etwa 15 Minuten braten.

3. Ein Backblech mit Öl ausfetten.

4. Das Fleisch aus dem Backofen nehmen und auf einer Platte auskühlen lassen. Die Backofentemperatur auf 200° zurückstellen.

5. Zwei Eier trennen. Die Eigelbe mit dem aufgetauten Spinat in einer Schüssel verrühren. Das Mehl, 1 Prise Salz und die geriebene Muskatnuß unterrühren. Die Eiweiße zu Schnee schlagen und unterheben. Die Masse auf das gefettete Backblech streichen und den Biskuit im Backofen (Mitte) in etwa 12 Minuten backen.

6. Das Backblech herausnehmen. Den Biskuit auf ein Fleischbrett stürzen und abkühlen lassen.

7. Den Backofen auf 220° stellen. Die Kartoffeln waschen, schälen und in dünne Stifte schneiden. Ein Backblech ausfetten und die Backofen-Pommes flach nebeneinander darauf legen. Im Backofen (Mitte) etwa 30 Minuten garen,

bis sie gleichmäßig hell gebräunt sind.

8. Das Filet auf den Biskuit legen, den Biskuit um das Filet rollen und wieder auf das Backblech legen. Im Backofen (Mitte) in etwa 10 Minuten garen. Dann herausnehmen und warm stellen.

9. Die Backofen-Pommes auf eine Platte schütten und vor dem Servieren mit dem Salz und dem Paprikapulver bestreuen.

10. Das Fleisch in etwa 2 cm dicke Scheiben schneiden und mit den Backofen-Pommes anrichten.

Tip!

Als Beilage schmeckt dazu der Waldorfsalat (Seite 24) sehr gut. Sie können auch Petersilienkartoffeln oder Kartoffelrosetten dazu servieren.

Das zarte Rinderfilet steckt in einem köstlichen Mantel aus Spinatbiskuit. Dazu schmecken Pommes aus dem Backofen sehr gut.

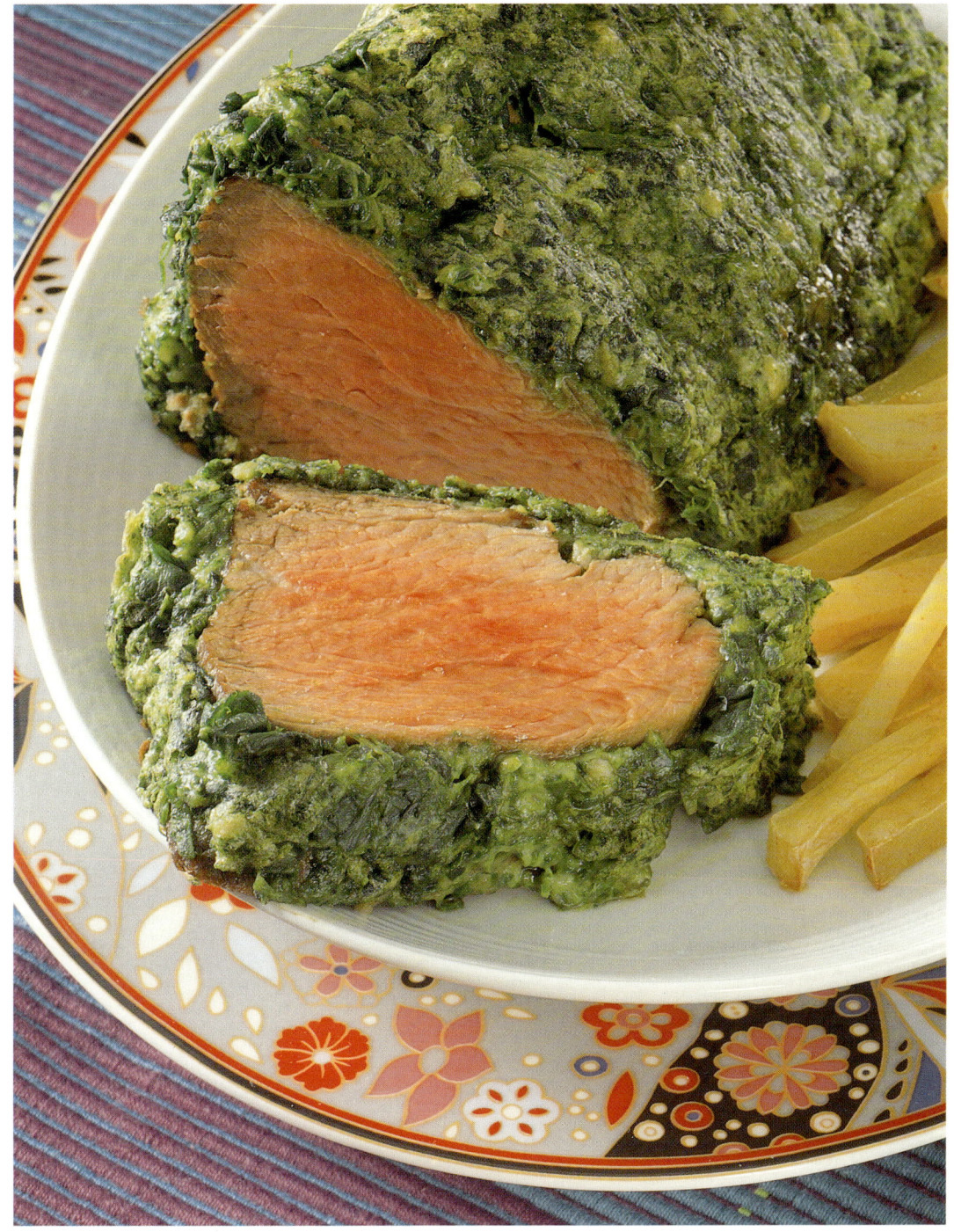

Gefülltes Kalbsfilet

Zutaten für 5 Personen:

wenig Salz · 1 Bund Suppengrün

1 Brathuhn (etwa 800 g)

500 g Kalbsfilet oder -lende

1 Hühnerleber

2 Eier · 1 Messerspitze Currypulver

abgeriebene Schale von

$^1/_2$ unbehandelten Zitrone und von

1 unbehandelten Orange

40 g Diätmargarine

Saft von 1 Orange

Küchengarn

Für Gäste

Zubereitungszeit: etwa 1 $^1/_2$ Std.

Pro Portion etwa:
1600 kJ/380 kcal
52 g EW · 18 g F · 4 g KH

1. Reichlich Salzwasser zum Kochen bringen. Das Suppengrün waschen, putzen und kleinschneiden. Das küchenfertige Huhn in dem Salzwasser mit dem Suppengrün zugedeckt etwa 1 Stunde garen.

2. Das Filet oder die Lende waschen, trockentupfen, der Länge nach aufschneiden, auseinanderklappen und salzen.

3. Das gegarte Huhn enthäuten, von den Knochen lösen, die Hälfte des Hühnerfleisches mit der Hühnerleber im Mixer zerkleinern. Die Eier, das Currypulver und die abgeriebene Zitronen- und Orangenschale dazugeben. Abschmecken und nach Bedarf salzen.

4. Die Fleischfarce in das Filet füllen und mit Küchengarn zunähen.

5. Die Diätmargarine in einem Topf erhitzen, das Fleisch von allen Seiten leicht anbraten und mit $^1/_2$ l von der entfetteten Hühnerbrühe aufgießen. In etwa 25 Minuten fertiggaren. Die Sauce mit dem Orangensaft abschmecken.

Tips!

Das gefüllte Kalbsfilet schmeckt gut mit frischem Spargel oder Möhrengemüse und Kartoffelbrei. Preiswerter wird das Gericht, wenn Sie Schweinefilet verwenden.
Das restliche Hühnerfleisch können Sie zu einem Geflügelsalat verarbeiten. Dazu das Geflügelfleisch in kleine Würfel schneiden und mit 150 g Joghurt (1,5 % Fett), 1 Teelöffel Zitronensaft, 100 g Ananaswürfel, etwas Ananassaft und 2 Mandarinen (oder 100 g aus der Dose) mischen, mit Curry abschmecken.
Übriggebliebenes Hühnerfleisch und -brühe können Sie auch als Grundlage für eine Geflügelsuppe verwenden.

Ochsenlende mit Gemüse-Auflauf

Zutaten für 5–6 Personen:

Für die Ochsenlende:

750 g Ochsenlende

Salz · 1 Bund Suppengrün

3 Eßl. Sonnenblumenöl

1 Eßl. getrocknete Steinpilze

500–600 ml Gemüsebrühe

1 Teel. Tomatenmark

1 Eßl. Mehl

2 Eßl. saure Sahne

Für den Gemüseauflauf:

250 g breite Nudeln

500 g verschiedene Gemüse

(Möhren, Sellerie, zarte Bohnen, Tomaten)

1 Bund Petersilie

200 ml Gemüsebrühe

1 Eßl. frisch geriebener Emmentaler

2 Eier

400 ml Milch (1,5 % Fett)

1 Messerspitze frisch geriebene Muskatnuß

Diätmargarine für die Form

Braucht etwas Zeit

Zubereitungszeit: etwa 1 $^1/_4$ Std.

Bei 6 Personen pro Portion etwa:
2400 kJ/480 kcal
40 g EW · 20 g F · 40 g KH

1. Das Fleisch kurz unter fließendem kaltem Wasser waschen, mit Küchenpapier trockentupfen, das Fett entfernen und das Fleisch salzen. Das Suppengrün waschen, trockenschütteln und kleinschneiden.

2. Das Öl in einem Bratentopf erhitzen, die Lende von allen Seiten leicht bräunen, die Pilze und das Suppengrün dazugeben und mit der Gemüsebrühe aufgießen. Im geschlossenen Topf bei mittlerer Hitze etwa 45–55 Minuten garen.

3. Für den Gemüseauflauf die Nudeln in 2 1/2 l Salzwasser 7–8 Minuten kochen, dann in ein Sieb abgießen, kalt abspülen und abtropfen lassen.

4. Das Gemüse waschen, putzen und in der Gemüsebrühe weich dünsten. Die Petersilie waschen, trockenschütteln und fein hacken.

5. Eine Auflaufform mit Diätmargarine ausfetten. Den Backofen auf 200° vorheizen.

6. Die Nudeln mit dem gegarten Gemüse mischen, den Käse und die gehackte Petersilie daruntergeben und in die Auflaufform füllen. Die Eier mit der Milch verrühren und mit der geriebenen Muskatnuß und 1 Prise Salz würzen. Die Eiermilch über die Nudel-Gemüse-Mischung gießen. Die Form mit Alufolie abdecken und auf dem Rost im Backofen (Mitte) etwa 30 Minuten garen, bis die Eiermilch fest geworden ist.

7. Das Fleisch herausnehmen und das Tomatenmark zum Bratensaft geben. Das Mehl mit etwas kaltem Wasser anrühren und in den kochenden Bratensaft einrühren. Etwa 10 Minuten kochen. Die Sauce abgießen und mit der sauren

Sahne verfeinern. Das Fleisch portionieren und mit dem Nudelauflauf servieren.

Tips!
Wenn Sie die Lende 1–2 Tage lang in Buttermilch legen, wird das Fleisch zarter.
Der Nudelauflauf kann auch allein als vegetarisches Gericht serviert werden. Dazu paßt ein gemischter Salat.

Rindsrouladen

Zutaten für 4 Personen:
4 Rindsrouladen (je 120 g)
1 Prise Salz
1/2 Teel. Paprikapulver, edelsüß
1 Teel. mittelscharfer Senf
1 kleine Essiggurke
1 kleine Möhre
1/2 Bund Petersilie
2 Eßl. Sonnenblumenöl
1 Bund Suppengrün
1 Eßl. getrocknete Steinpilze
400 ml Gemüsebrühe
1 Eßl. Mehl
2 Eßl. saure Sahne
Rouladennadeln, Zahnstocher oder Küchengarn

Raffiniert · Schnell

Zubereitungszeit: etwa 1 Std.

Pro Portion etwa:
1200 kJ/290 kcal
27 g EW · 17 g F · 8 g KH

1. Die Rouladen waschen, trockentupfen und den Fettrand entfernen. Das Salz mit dem

Paprikapulver mischen und damit die Rouladen einreiben. Dann mit dem Senf bestreichen.

2. Die Gurke fein würfeln, die Möhre putzen und fein reiben. Die Petersilie waschen, trockenschütteln und fein hacken. Alles mischen und auf dem Fleisch verteilen. Das Fleisch aufrollen und mit Rouladennadeln, Zahnstochern oder Küchengarn befestigen.

3. Das Öl in einem Bratentopf erhitzen und die Rouladen von allen Seiten leicht anbraten. Das Suppengrün waschen und kleinschneiden und mit den Steinpilzen dazugeben, mit der Gemüsebrühe aufgießen und in etwa 30 Minuten garen. Dann die Rouladen aus der Brühe nehmen.

4. Das Mehl mit etwas kaltem Wasser anrühren, in den Bratensaft einrühren und etwa 10 Minuten kochen. Mit der sauren Sahne verfeinern.

5. Vor dem Anrichten der Rouladen die Rouladennadeln, Zahnstocher oder das Küchengarn entfernen.

Variante:
Statt mit Gemüse können Sie die Rindsrouladen auch mit Käse füllen. Dazu 100 g Tilsiter oder Chesterkäse (30% Fett i.Tr.) in Streifen schneiden, auf die vorbereiteten Rouladen legen und alles zusammen aufrollen.

Pastete mit Hühnerfleisch

Zutaten für 6 Personen:

1 Bund Suppengrün

1 küchenfertiges Brathuhn
(etwa 1000 g)

250 g Mehl

150 g kalte Diätmargarine

80 g saure Sahne

Salz

3 Messerspitzen Paprikapulver,
edelsüß

300 g Zucchini

200 g Champignons

20 g Diätmargarine

1 Bund Petersilie

2 Eier

Mehl zum Ausrollen

1 Eßl. Sahne

1 Eigelb

Diätmargarine für die Form

Braucht etwas Zeit Für Gäste

Zubereitungszeit: etwa 2 Std.

Pro Portion etwa:
2500 kJ/600 kcal
34 g EW · 35 g F · 36 g KH

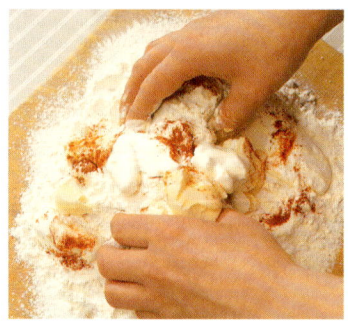

1. Das Suppengrün kleinschneiden, mit dem Huhn in kochendes Wasser geben und etwa 1 Stunde bei mittlerer Hitze zugedeckt garen. Das Mehl sieben. Die kalte Margarine in Stückchen, die saure Sahne, 1 Prise Salz und 2 Messerspitzen von dem Paprikapulver dazugeben, gut kneten. Etwa 30 Minuten kalt stellen.

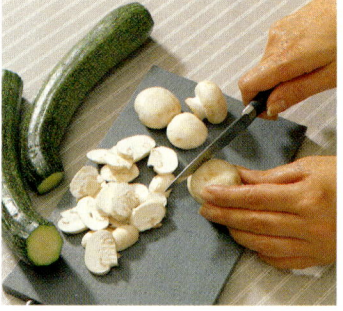

2. Die Zucchini und die Champignons waschen und putzen, in dünne Scheiben schneiden. Die Diätmargarine erhitzen und das Gemüse etwa 5 Minuten darin andünsten. Die Petersilie waschen, trockenschütteln, und ohne die groben Stiele fein hacken. Unter das Gemüse mischen und mit 1 Prise Salz abschmecken.

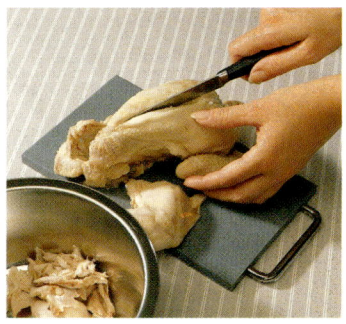

3. Das Huhn aus der Brühe nehmen, enthäuten, die Knochen auslösen, das Fleisch in einem Mixer fein zerkleinern. Die Hühnerbrühe kalt stellen.

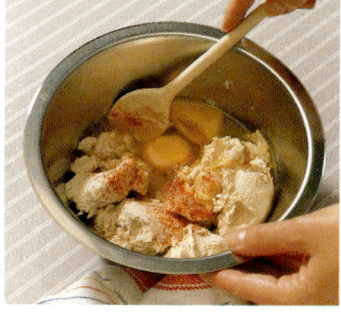

4. Die Eier, $1/8$ l von der Hühnerbrühe, 1 Prise Salz und das restliche Paprikapulver unter das Fleisch rühren, so daß eine streichfähige Fleischfarce entsteht. Eine feuerfeste Form ausfetten.

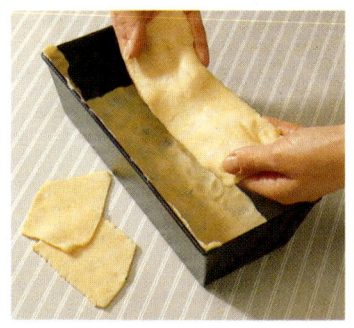

5. Den Mürbeteig auf der bemehlten Arbeitsfläche etwa $^1/_2$ cm dick ausrollen, einen Boden in der Größe der Pastetenform ausschneiden und die Seiten der Form mit Teigstreifen belegen. Etwas Teig für den Deckel aufheben.

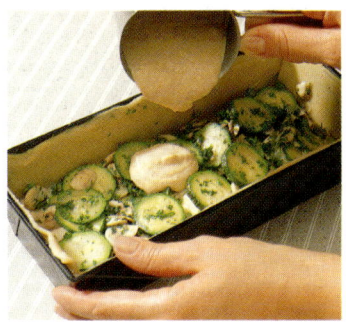

6. Die Hälfte der Fleischmasse in die Form streichen, das Gemüse darauf verteilen und die restliche Fleischmasse auf das Gemüse geben. Den Backofen auf 180° vorheizen.

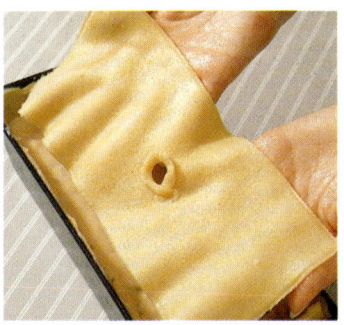

7. Die Pastete mit einer Teigplatte bedecken. In der Mitte eine runde Öffnung ausstechen, damit der Dampf beim Backen entweichen kann. Mit einer Gabel in den Teigdeckel ein Muster einritzen.

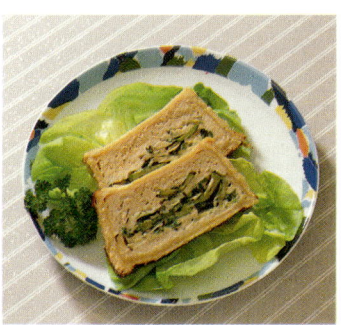

8. Die Sahne und das Eigelb verrühren, den Teigdeckel damit bestreichen und auf dem Rost im Backofen (Mitte) etwa 45–50 Minuten backen. Dann in Portionsstücke teilen und mit grünem oder gemischtem Salat servieren.

Tip!

Wenn Sie einen besonders exquisiten Salat dazu reichen wollen, dann bereiten Sie doch einen Fenchel-Tomaten-Salat zu: 400 g Fenchel waschen, halbieren, den Strunk entfernen und in Streifen schneiden. In 4 Eßlöffeln Gemüsebrühe mit 20 g Olivenöl etwa 10 Minuten garen, dann in eine Schüssel geben, das Kochwasser beiseite stellen. 250 g Tomaten in Scheiben schneiden und auf den Fenchel legen.
Aus 100 g Joghurt, 3 Eßlöffeln saurer Sahne, Saft von 1 Zitrone und 2 Eßlöffeln von dem Gemüsekochwasser eine Marinade rühren und den Salat damit begießen. Mit einem hartgekochten Ei in Vierteln und gehacktem Fenchelgrün bestreut servieren.

Putenfleisch mit Apfel und Banane

Zutaten für 4 Personen:

800 ml Gemüsebrühe

1 Messerspitze gemahlener Safran

200 g Langkornreis

400 g Putenbrust

1 Prise Salz · gemahlener Ingwer

1 Eßl. Sonnenblumenöl

1/2 Teel. Speisestärke

200 g Äpfel

1 mittelgroße Banane

2 Messerspitzen Currypulver

1 Teel. Zitronensaft

1 unbehandelte Zitrone

2 Stengel Dill

Raffiniert

Zubereitungszeit: etwa 30 Min.

Pro Portion etwa:
1700 kJ/400 kcal
30 g EW · 8 g F · 56 g KH

1. Die Hälfte der Gemüsebrühe mit dem Safran zum Kochen bringen. Den Reis unter fließendem kalten Wasser kurz waschen, zur Brühe geben und in etwa 20 Minuten zugedeckt garen.

2. Inzwischen die Putenbrust waschen und trockentupfen. In etwa 1/2 cm große feine Streifen schneiden. Mit dem Salz und 2 Messerspitzen Ingwer würzen. In einem mittelgroßen Topf das Öl heiß werden lassen, das Fleisch leicht darin anbraten und mit der restlichen Gemüsebrühe aufgießen. Etwa 5 Minuten zugedeckt garen.

3. Die Speisestärke mit etwas kaltem Wasser verrühren, zu dem Geschnetzelten gießen und einmal aufkochen lassen.

4. Die Äpfel waschen, schälen, vierteln, die Kerngehäuse entfernen und klein würfeln. Die Banane schälen und ebenfalls in kleine Würfel schneiden. Alle Zutaten zum Fleisch geben und mit dem Curry, 2 Messerspitzen Ingwer und dem Zitronensaft abschmecken.

5. Das Fleisch auf einem Teller anrichten. Den Reis in einen Schöpflöffel drücken und neben dem Fleisch als Reiskugeln plazieren.

6. Die Zitrone waschen und in Scheiben schneiden. Den Dill waschen und trockenschütteln. Das Fleisch mit den Zitronenscheiben und dem Dill garnieren. Dazu passen frische Blattsalate.

Kalbskotelett mit Käse

Zutaten für 4 Personen:

4 Kalbskoteletts (je 150 g)

1 Prise Salz

2 Eßl. Sonnenblumenöl

1/8 l Gemüsebrühe

30 g frisch geriebener Emmentaler

1 Ei · 1 Teel. Speisestärke

1 Eßl. saure Sahne

Diätmargarine für die Form

Gelingt leicht

Zubereitungszeit: etwa 30 Min.

Pro Portion etwa:
1100 kJ/260 kcal
32 g EW · 13 g F · 1 g KH

1. Die Koteletts waschen, trockentupfen und salzen. Das Öl in einem Topf erhitzen, die Koteletts von beiden Seiten leicht anbraten, mit der Gemüsebrühe aufgießen und in etwa 10 Minuten fertiggaren.

2. Inzwischen den Käse mit dem Ei verrühren, die Speisestärke und die saure Sahne untermischen.

3. Den Backofen auf 200° vorheizen.

4. Eine feuerfeste Form mit Diätmargarine ausfetten. Die Koteletts in die Form legen und die Käsemasse auf dem Fleisch verteilen.

5. Die Form auf den Rost in den Backofen (Mitte) stellen und die Koteletts in etwa 10 Minuten hell überbacken.

Varianten:

Anstelle der Käsemasse können Sie die Koteletts auch mit frischen Champignons servieren. Dazu 200 g Champignons waschen, putzen, in Scheiben schneiden, in 1 Eßlöffel Diätmargarine andünsten und in etwa 5 Minuten ohne weitere Flüssigkeit fertiggaren. Beim Anrichten auf die fertigen Koteletts geben und mit gehackter Petersilie bestreuen.
Gut schmecken Kalbskoteletts aber auch, wenn Sie sie mit Bananenscheiben belegen und mit Käse überbacken.

Putenschnitzel mit Salbei

Zutaten für 4 Personen:
4 Putenschnitzel (je 100 g) · Salz
4 dünne Scheiben magerer,
gekochter Schinken · 1/2 Bund Salbei
2 Eßl. Sonnenblumenöl
1 unbehandelte Zitrone
Zahnstocher oder Rouladennadeln

Für Gäste

Zubereitungszeit: etwa 20 Min.

Pro Portion etwa:
870 kJ/210 kcal
29 g EW · 9 g F · 2 g KH

1. Die Schnitzel waschen, trockentupfen, flachklopfen und salzen. Die Schinkenscheiben jeweils auf die Schnitzel legen. Den Salbei waschen, trockenschütteln, die Blätter abzupfen, 4 Blätter zum Garnieren beiseite legen, die übrigen auf die Schinkenscheiben legen. Die Schnitzel zusammenklappen und mit Zahnstochern oder Rouladennadeln feststecken.

2. Das Öl in einem Bratentopf erhitzen, die Schnitzel von allen Seiten darin leicht anbraten und mit etwas Wasser ablöschen. Die Schnitzel in etwa 5 Minuten fertiggaren.

3. Die Zitrone waschen und vierteln. Die Zahnstocher oder Rouladennadeln vor dem Anrichten entfernen. Mit den beiseite gelegten Salbeiblättern und den Zitronenvierteln garnieren. Dazu passen Backofen-Pommes (Seite 30).

Putenschnitzel mit Schinken und Pilzen

Zutaten für 4 Personen:
4 Putenschnitzel (je 100 g)
Salz
1/2 Teel. Paprikapulver, edelsüß
2 Eßl. Diätmargarine
etwa 100 ml Gemüsebrühe
25 g magerer, gekochter Schinken
75 g Champignons
1/2 Bund Petersilie
1 Eßl. frisch geriebener Edamer
(30 % Fett i. Tr.)
Diätmargarine für die Form

Für Gäste

Zubereitungszeit: etwa 40 Min.

Pro Portion etwa:
930 kJ/220 kcal
24 g EW · 13 g F · 2 g KH

1. Die Schnitzel abspülen, mit Küchenpapier trockentupfen, mit Salz und dem Paprikapulver würzen. 1 Eßlöffel von der Diätmargarine in einer Pfanne erhitzen und die Schnitzel darin von allen Seiten leicht anbraten, mit der Gemüsebrühe aufgießen und in etwa 4 Minuten fertiggaren. Die Schnitzel herausnehmen und abkühlen lassen.

2. In der Zwischenzeit den Schinken fein würfeln, die Pilze, wenn nötig, waschen, ansonsten mit Küchenpapier abreiben und blättrig schneiden.

3. Die restliche Diätmargarine erhitzen und die Pilze darin in etwa 5 Minuten garen.

4. Die Petersilie waschen, trockenschütteln und ohne die groben Stiele fein hacken.

5. Die Schnitzel zu einer Rechteckform schneiden. Die Fleischreste fein hacken, ebenso die gedünsteten Pilze. Die Pilze, die gehackte Petersilie und den gewürfelten Schinken zur Fleischmasse geben und zu einer geschmeidigen Fleischfarce verrühren. Abschmecken und eventuell salzen.

6. Den Backofen auf 200° vorheizen. Eine Auflaufform mit Diätmargarine ausfetten.

7. Die Fleischfarce auf den Schnitzeln verteilen, die Schnitzel nebeneinander in die Auflaufform legen und mit dem Käse bestreuen.

8. Die Form auf den Rost in den Backofen (Mitte) stellen und die Schnitzel in 3–5 Minuten überbacken, bis der Käse geschmolzen ist.
Dazu passen Kartoffelbrei und frisches Gemüse.

Tip!

Sie können auch Kalb- oder magere Schweineschnitzel statt Putenschnitzel verwenden. Gut schmeckt das Gericht auch, wenn Sie in die Fleischfarce 1 Eßlöffel Gorgonzola einarbeiten. Dann brauchen Sie aber nicht mehr salzen!

Schollenfilets mit Chicorée-Orangen-Salat

Zutaten für 4 Personen:

1 Lorbeerblatt · Salz

Saft von 3 Zitronen · 1 Möhre

1 Scheibe Knollensellerie

8 frische oder tiefgekühlte Schollenfilets

30 g Diätmargarine · 40 g Mehl

1/2 Bund Dill · 200 g tiefgekühlte

Krabben, aufgetaut

1 Eßl. saure Sahne

2 Eßl. Orangensaft · 1 Eßl. Walnußöl

1 Prise Zucker · 200 g Chicorée

2 Orangen

Für Gäste

Zubereitungszeit: etwa 1 Std.

Pro Portion etwa:
1500 kJ/360 kcal
35 g EW · 14 g F · 25 g KH

1. Einen Fischsud aus 1/2 l Wasser, dem Lorbeerblatt, 1 Prise Salz, dem Saft von 1 Zitrone, der geputzten Möhre und dem Sellerie herstellen. Etwa 30 Minuten kochen lassen. Durch ein Sieb in einen Topf gießen.

2. Den Fisch waschen, trockentupfen, mit dem Saft von 2 Zitronen beträufeln und salzen. Die Filets in den heißen Fischsud einlegen und etwa 3 Minuten ziehen lassen, herausnehmen. Beiseite stellen.

3. Die Diätmargarine zerlassen. Das Mehl einrühren und mit 1/2 l von dem Fischsud aufgießen, dann etwa 10 Minuten kochen. Den Dill hacken.

4. Die Krabben in die Sauce rühren, die Schollenfilets einlegen. Kurz erwärmen. Die saure Sahne einrühren.

5. Für den Salat den Orangensaft mit dem Öl und dem Zucker verrühren.

6. Den Chicorée waschen, putzen, halbieren, den bitteren Strunk entfernen, die Blätter in Streifen schneiden und in die Marinade geben. Die Orangen schälen, halbieren, in dünne Scheiben schneiden und zum Chicorée geben.

7. Den Fisch mit dem Dill bestreuen und mit dem Salat servieren.

Seezungenröllchen mit Spargelsalat

Zutaten für 4 Personen:

3 Seezungen (Filets vom Fischhändler

auslösen lassen)

2 Eßl. Zitronensaft · Salz

1 Eßl. mittelscharfer Senf

400 g Egerlinge

40 g Butter oder Diätmargarine

1 Bund Dill · 2 Eßl. saure Sahne

600 g grüner Spargel · 1 Prise Zucker

1/2 Bund frischer Estragon oder

1/2 Teel. getrockneter Estragon

2–3 Eßl. Balsamessig

2 Eßl. Sesamöl

1 unbehandelte Zitrone

Für Gäste
Etwas teurer

Zubereitungszeit: etwa 40 Min.

Pro Portion etwa:
1200 kJ/290 kcal
29 g EW · 16 g F · 5 g KH

1. Die Seezungenfilets waschen, trockentupfen, mit dem Zitronensaft beträufeln, salzen, dünn mit dem Senf bestreichen und aufrollen. Kalt stellen. Die Egerlinge waschen, putzen und in feine Scheiben schneiden. Die Butter erhitzen und die Egerlinge darin zugedeckt etwa 3 Minuten garen. Den Dill fein hacken.

2. Die Seezungenröllchen auf die Pilze setzen und 6–7 Minuten zugedeckt garen. Die Fischröllchen herausnehmen und auf eine vorgewärmte Platte legen. Die saure Sahne und den gehackten Dill zu den Egerlingen geben, verrühren und alles über die Seezungenröllchen verteilen, warm stellen.

3. Den Spargel waschen, schälen, dann halbieren und etwa 10 Minuten im kochenden Salzwasser mit dem Zucker garen. Herausnehmen und abkühlen lassen.

4. Den frischen Estragon hacken. Aus 1/8 l Spargelkochwasser, dem Essig und dem Estragon eine Marinade bereiten. Den Spargel hineinlegen und das Sesamöl dazugeben. Den Fisch mit Zitronenvierteln, Dill und dem Salat servieren.

Bild oben:
Schollenfilets mit
Chicorée-Orangen-Salat
Bild unten:
Seezungenröllchen mit Spargelsalat

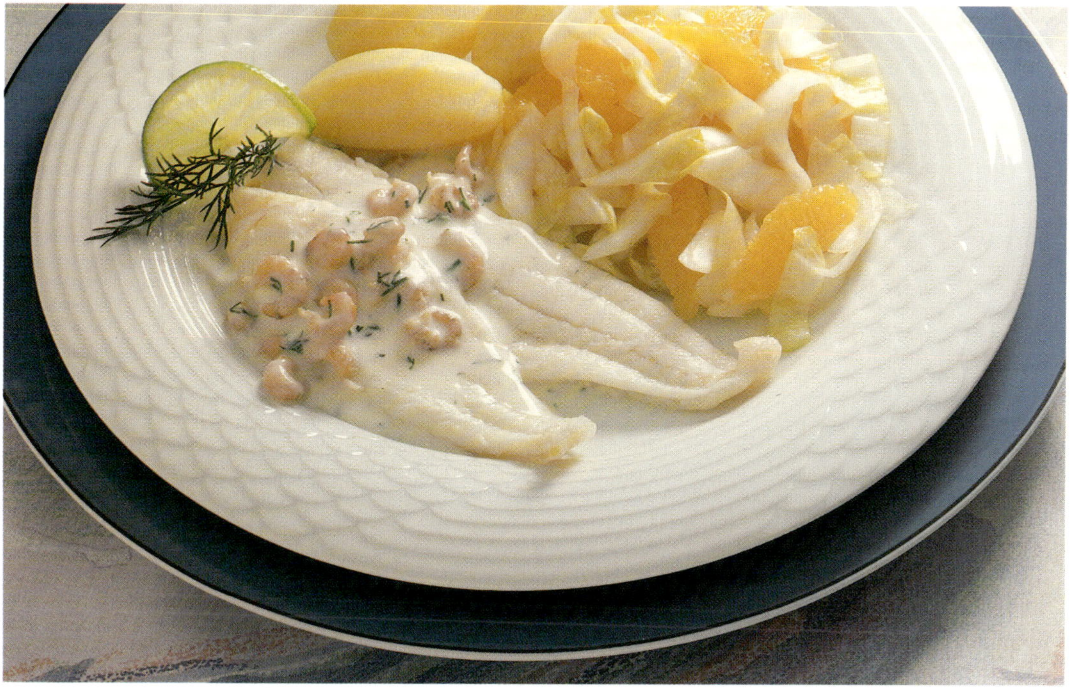

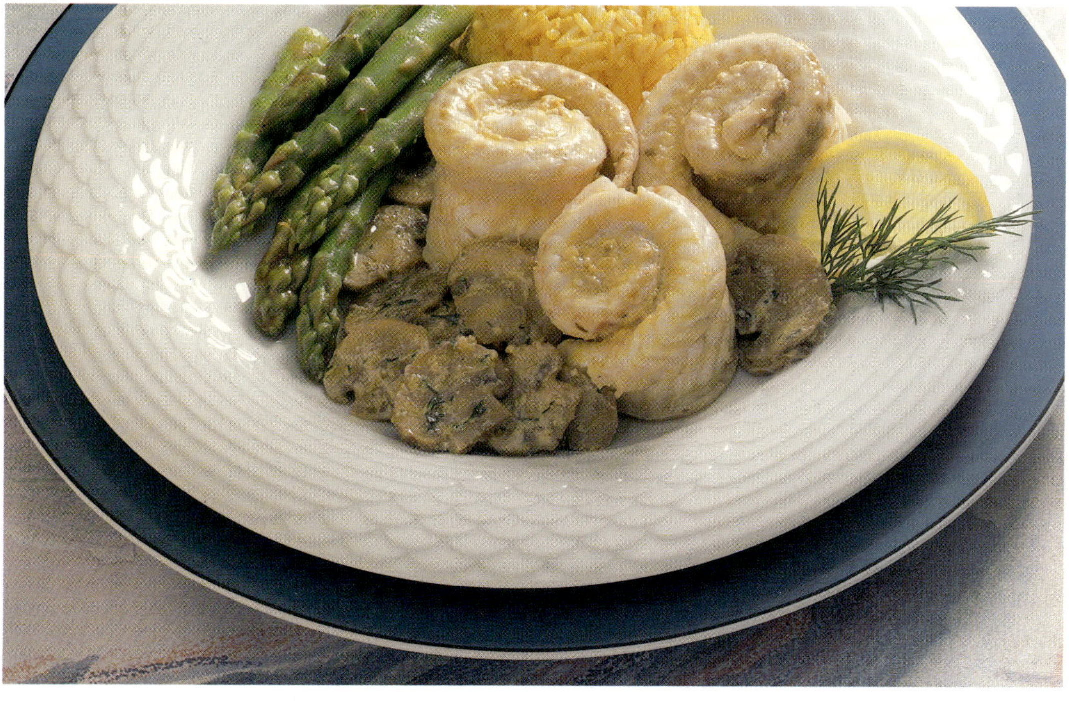

Fisch

Vor allem Hochseefisch ist reich an wichtigen Nährstoffen und besonders leicht bekömmlich. Bei den folgenden Rezepten können Sie die Fischsorten jeweils variieren.

Lengfischfilet in Currysauce

Zutaten für 4 Personen:
1 Stück Knollensellerie
1 Möhre · Salz
1 Lorbeerblatt
1 Bund Petersilie
etwas Essig
4 Lengfisch- oder Kabeljaufilets
(à 150 g)
Saft von 1 Zitrone
250 g Champignons
4 Eßl. Diätmargarine
40 g Mehl
1/2 Teel. Currypulver
1/2 unbehandelte Zitrone
1 mittelgroße Banane
2 Eßl. Apfelmus

Für Gäste

Zubereitungszeit:
etwa 1 Std. 20 Min.

Pro Portion etwa:
1100 kJ/260 kcal
26 g EW · 11 g F · 15 g KH

1. Den Knollensellerie waschen, putzen und schälen. Die Möhre ebenfalls waschen, putzen und schälen. Den Sellerie und die Möhren grob würfeln. Mit 1/2 l Wasser, 1 Prise Salz, dem Lorbeerblatt, 2 Stengeln von der Petersilie, den Sellerie- und Möhrenwürfeln sowie etwas Essig einen Fischsud herstellen. Diesen etwa 30 Minuten kochen. Anschließend durch ein Sieb in einen Topf gießen.

2. Die Fischfilets kurz unter fließendem kaltem Wasser abspülen, mit Küchenpapier trockentupfen, mit der Hälfte von dem Zitronensaft beträufeln und dann salzen. Die Filets in den heißen Fischsud einlegen und in etwa 10 Minuten bei schwacher Hitze garen.

3. Inzwischen die Champignons waschen, putzen und in Scheiben schneiden. 1 Eßlöffel von der Diätmargarine in einer Pfanne zerlassen und die Pilze etwa 5 Minuten darin andünsten.

4. Die gegarten Fischfilets vorsichtig mit dem Schaumlöffel aus dem Sud herausnehmen.

5. Die restliche Diätmargarine in einem Topf erhitzen, das Mehl einstreuen und gut verrühren. Dann mit 1/4 l von dem Fischsud aufgießen, den Curry dazugeben und etwa 15 Minuten kochen.

6. Inzwischen die Petersilie waschen, trockenschütteln und die Blättchen von den Stengeln zupfen. Die Zitrone in dünne Scheiben schneiden, jede Scheibe bis zur Hälfte einschneiden, damit sie dann für die Garnierung gedreht werden kann. Beides zugedeckt beiseite stellen. Die Banane in kleine Würfel schneiden und mit dem restlichen Zitronensaft beträufeln.

7. Die Champignons, die Bananenwürfel und das Apfelmus in die Sauce rühren, eventuell noch mit etwas Currypulver und Zitronensaft würzen. Die Fischfilets in die Sauce einlegen und in etwa 5 Minuten erwärmen.

Tip!
Sie können die Fischfilets auch im Mikrowellengerät erwärmen und dann die Sauce darübergeben. Dann mit der Petersilie und den Zitronenscheiben garnieren. Dazu passen Reis, zarte Erbsen und Blattsalat.

Kabeljaukotelett mit Apfel

Zutaten für 4 Personen:
4 Kabeljaukoteletts (je 180 g)
Saft von 1–2 Zitronen · Salz
4 mittelgroße Äpfel
20 g Diätmargarine
1/4 l Gemüsebrühe oder Wasser
40 g frisch geriebener Edamer
(30 % Fett i.Tr.)
Diätmargarine für die Form

Für Gäste

Zubereitungszeit: etwa 50 Min.

Pro Portion etwa:
920 kJ/220 kcal
29 g EW · 6 g F · 16 g KH

1. Den Fisch unter fließendem kalten Wasser waschen, mit Küchenpapier trockentupfen, mit dem Zitronensaft säuern und salzen.

2. Den Backofen auf 200° vorheizen.

3. Die Äpfel schälen, die Kerngehäuse entfernen, in etwa $^1/_2$ cm dicke Ringe schneiden. Die Diätmargarine in einem Topf erhitzen und die Apfelringe darin leicht anbraten.

4. Eine Auflaufform mit Diätmargarine ausfetten, die Fischkoteletts in die Form legen und die Apfelringe darauf verteilen. Mit der Gemüsebrühe oder Wasser übergießen. Den geriebenen Käse darüber streuen. Mit einem Stück Alufolie abdecken.

5. Die Form auf den Rost in den Backofen (Mitte) stellen und den Fisch in etwa 35 Minuten garen.

Tips!

Dazu passen Petersilienkartoffeln oder Kartoffelbrei und frische Salate. Sie können je nach Angebot auch Schellfisch, Seelachs-, Lachs- oder Heilbuttkoteletts verwenden. Süßwasserfische wie Forelle, Saibling, Zander oder Hecht sollten Sie nur dann nehmen, wenn Sie die Fische ganz frisch bekommen können.

Gebeizte Forelle mit Meerrettich

Zutaten für 4 Personen:
4 Forellen, am besten Lachsforellen
(vom Fischhändler filieren lassen, die Haut muß daranbleiben)
1 $^1/_2$ Eßl. Salz · Zucker
4 Bund Dill
3 Eßl. frisch geriebener Meerrettich
1 kleiner Apfel
$^1/_2$ Teel. Zucker
1–2 Eßl. saure Sahne
1 Teel. Zitronensaft
4 Salatblätter
1 unbehandelte Zitrone
Pergamentpapier

Raffiniert
Braucht etwas Zeit

Zubereitungszeit: etwa 40 Min. (+ 12 Std. Kühlzeit)

Pro Portion etwa:
900 kJ/210 kcal
28 g EW · 5 g F · 15 g KH

1. Die Forellenfilets kurz unter fließendem kalten Wasser waschen und gut mit Küchenpapier trockentupfen.

2. Das Pergamentpapier auf jeweils etwa 20 x 24 cm Größe zuschneiden. Jeweils 1 Fischfilet mit der Haut nach unten auf das Papier legen.

3. Das Salz und 1 Teelöffel Zucker mischen. Den Dill waschen, trockenschütteln und fein hacken.

4. Die Fischfilets mit der Salz-Zucker-Mischung bestreuen und den Dill darauf verteilen. Alles etwas andrücken.

5. Das Papier jeweils von den Längsseiten her über dem Fisch zusammenschlagen und das Filet jeweils von der Kopfseite her mit Hilfe des Papiers fest aufrollen. Die Röllchen senkrecht eng nebeneinander in ein flaches Gefäß stellen und etwa 12 Stunden zugedeckt kühlen. Am besten über Nacht in den Kühlschrank stellen.

6. Kurz vor dem Servieren den Apfelmeerrettich zubereiten. Dazu den Apfel waschen, schälen, das Kerngehäuse entfernen, den Apfel in kleine Würfel schneiden und sofort mit dem Meerrettich in einer Schüssel verrühren. $^1/_2$ Teelöffel Zucker, die saure Sahne und den Zitronensaft untermischen.

7. Die Fischfilets in sehr dünnen Scheiben flach von der Haut schneiden. Auf einer Platte anrichten. Den Apfelmeerrettich auf die Salatblätter verteilen. Die Zitrone waschen und in Scheiben schneiden und das Gericht damit garnieren. Dazu paßt Toast oder Vollkorntoast sehr gut.

Ratatouille

Zutaten für 4 Personen:

je 300 g Salatgurke, Auberginen und Zucchini

500 g Tomaten · 2 Eßl. Olivenöl

1/2 Bund Petersilie

1 Zweig Thymian oder

1 Messerspitze getrockneter Thymian

1 Stengel Majoran oder

1 Messerspitze getrockneter Majoran

1 Lorbeerblatt · 1 Prise Salz

Vegetarisch · Eiweißarm

Zubereitungszeit: etwa 40 Min.

Pro Portion etwa:
430 kJ/100 kcal
4 g EW · 6 g F · 9 g KH

1. Die Gurke schälen, halbieren, entkernen und in Scheiben schneiden. Die Auberginen waschen, längs halbieren und in etwa 1/2 cm dicke halbe Scheiben schneiden. Die Zucchini waschen, Blüten- und Stengelansätze entfernen und in Scheiben schneiden. Die Tomaten häuten, halbieren, dabei die Stielansätze und Kerne entfernen und würfeln.

2. Das Öl in einer großen Pfanne erhitzen, die Gurken, die Auberginen und die Zucchini andünsten, mit wenig Wasser angießen.

3. Die Petersilie waschen, trockenschütteln und bis auf 1 Stengel kleinhacken. Den Thymian und den Majoran waschen und trockenschütteln, dann im Ganzen mit dem Lorbeerblatt und dem Petersilienstengel in die Pfanne legen. In etwa 10 Mi-

nuten garen. Das Gemüse muß noch bißfest sein. Dann die Tomatenwürfel und das Salz dazugeben und alles noch einmal aufkochen.

4. Das Lorbeerblatt, den Petersilienstengel, den Majoranstengel und den Thymianzweig aus dem Gemüse nehmen. Vor dem Anrichten mit der gehackten Petersilie bestreuen.

Spinatstrudel

Zutaten für 4 Personen:

600 g tiefgekühlter Spinat

200 g Mehl · Salz

1 Eßl. Öl · 1 Ei

40 g Diätmargarine

1 Messerspitze frisch geriebene Muskatnuß

2 Eßl. Semmelbrösel

200 ml Milch (1,5 % Fett)

Öl für die Form und zum Bestreichen

Vegetarisch

Zubereitungszeit: etwa 1 1/4 Std.

Pro Portion etwa:
1700 kJ/400 kcal
14 g EW · 13 g F · 47 g KH

1. Den Spinat auftauen und dann in einem kleinen Topf mit etwas Wasser erhitzen. Eine Auflaufform mit Öl ausfetten.

2. Das Mehl auf ein Backbrett sieben, in die Mitte des Mehles eine Vertiefung drücken und 1 Prise Salz auf das Mehl streuen. 1/8 l Wasser und das Öl in die Vertiefung geben und mit einer Gabel alles nach und nach mit dem Mehl verrühren.

Den Teig mit den Händen gut durchkneten. Zwei Teigkugeln formen, auf einen Teller setzen und mit Öl bestreichen. Eine Schüssel über Wasserdampf erwärmen und dann mit der Schüssel den Teig zudecken. An einem warmen Ort etwa 15 Minuten ruhen lassen.

3. Den Backofen auf 200° vorheizen. Das Ei trennen. Das Eigelb, die Hälfte von der Diätmargarine, die Muskatnuß und 1 Prise Salz zum Spinat geben. Das Eiweiß steif schlagen und unter den Spinat ziehen.

4. Den Strudelteig auf einem bemehlten Brett oder der Arbeitsfläche erst mit dem Nudelholz ausrollen und dann über dem Handrücken ganz dünn auseinanderziehen. Ein Geschirrtuch auf das Brett legen. Den Strudelteig nun auf das Geschirrtuch legen. Die Semmelbrösel darüber streuen und den Spinat darauf verteilen. Den Strudel rechts und links einschlagen, mit Hilfe des Geschirrtuches aufrollen, in die gefettete Form legen und mit der restlichen Diätmargarine bestreichen.

5. Die Form auf den Rost in den Backofen (Mitte) stellen. Eventuell nach etwa 15 Minuten Backzeit die Milch erhitzen und vorsichtig über den Strudel gießen. In weiterer etwa 15 Minuten fertigbacken.

Im Bild hinten: Ratatouille
Im Bild vorne: Spinatstrudel

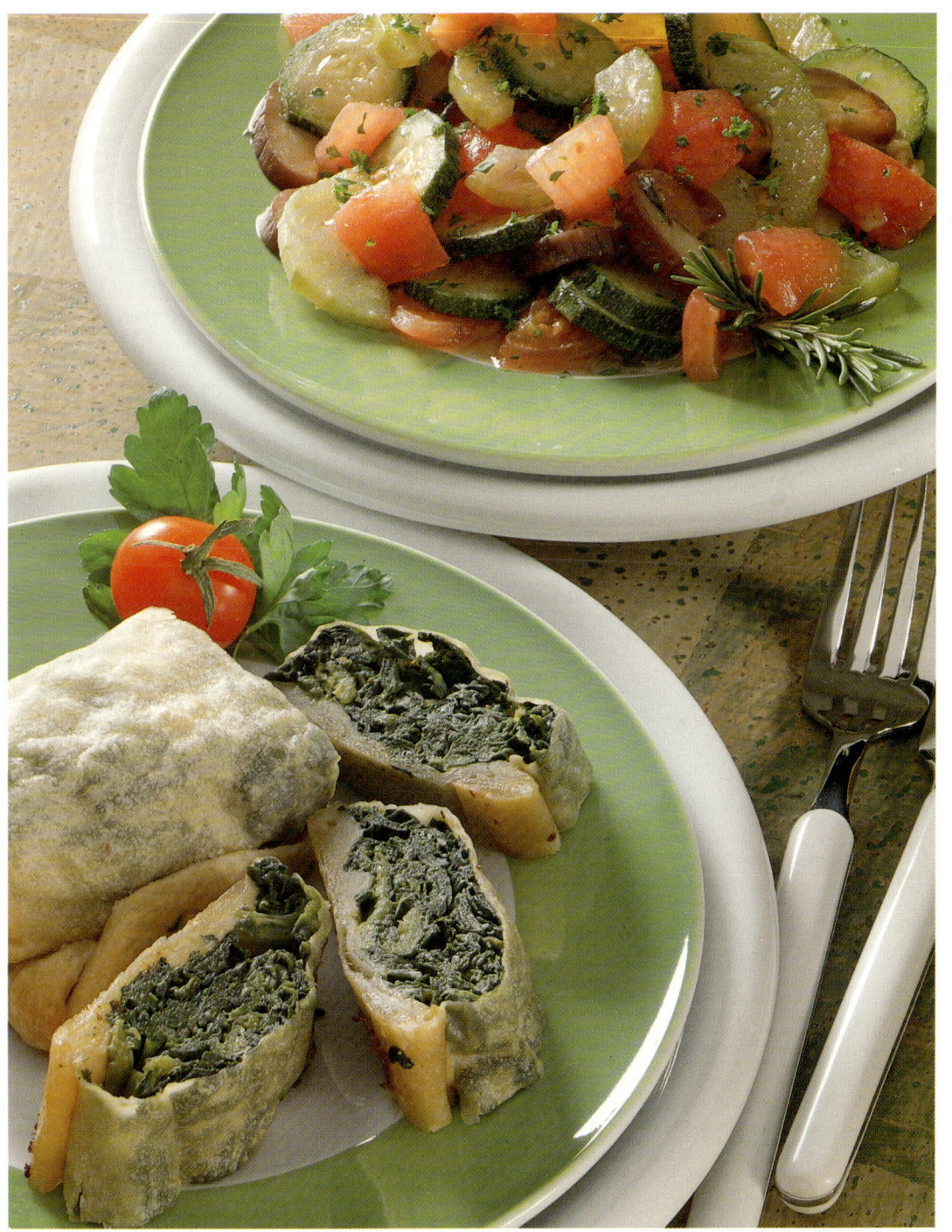

Fenchel in Orangensauce

Zutaten für 4 Personen:

wenig Salz

2 Fenchelknollen (etwa 750 g)

40 g Butter

2 Eßl. Mehl oder Dinkelmehl

$1/8$ l naturreiner oder frisch

gepreßter Orangensaft

abgeriebene Schale von

1 unbehandelten Orange

Eiweißarm · Vegetarisch

Zubereitungszeit: etwa 45 Min.

Pro Portion etwa:
800 kJ/190 kcal
6 g EW · 9 g F · 22 g KH

1. In einem Topf wenig Salzwasser zum Kochen bringen. Den Fenchel waschen, halbieren, den harten Strunk entfernen. Das Fenchelgrün kleinschneiden und beiseite stellen. Den Fenchel im kochenden Wasser in etwa 30 Minuten zugedeckt garen. Herausnehmen und abtropfen lassen. Das Fenchelkochwasser nicht wegschütten.

2. Die Butter in einem kleinen Topf zerlassen, das Mehl einstreuen und glattrühren. Mit dem Fenchelkochwasser aufgießen und etwa 15 Minuten kochen. Dabei immer wieder umrühren.

3. Den Fenchel auf einer vorgewärmten Platte mit den Schnittflächen nach oben anrichten.

4. Den Orangensaft, die Orangenschale und das gehackte Fenchelgrün unter die Sauce geben. Die Sauce über den Fenchel gießen, dabei die Fenchelblätter etwas öffnen, damit die Sauce einfließen kann. Dazu passen Blattsalat und Kartoffelbrei oder Safranreis sehr gut.

Zucchini-Auberginen-Auflauf

Zutaten für 4 Personen:

500 g Kartoffeln

300 g Zucchini

300 g Auberginen

1 Bund Petersilie

je 1 Bund Basilikum und Dill

4 Eßl. Olivenöl

150 g Rinderhackfleisch

1 Prise Salz

2 Fleischtomaten

80 g frisch geriebener Gouda

(30 % Fett i. Tr.)

3 Eßl. saure Sahne

3 Eßl. Joghurt (1,5 % Fett)

Diätmargarine für die Form

Gelingt leicht

Zubereitungszeit: etwa 1 $1/4$ Std.

Pro Portion etwa:
2500 kJ/520 kcal
27 g EW · 25 g F · 39 g KH

1. Die Kartoffeln waschen dann in etwa 20 Minuten gar kochen, schälen und in dünne Scheiben schneiden. Zugedeckt beiseite stellen.

2. Die Zucchini waschen, die Stiel- und Blütenansätze entfernen, die Zucchini in etwa $1/2$ cm dicke Scheiben schneiden. Die Auberginen waschen, der Länge nach halbieren, vierteln und in Stücke schneiden. Alles zugedeckt beiseite stellen.

3. Die Kräuter waschen, trockenschütteln und ohne die groben Stiele fein hacken. Zugedeckt beiseite stellen.

4. Den Backofen auf 180° vorheizen.

5. Das Öl in einem Topf erhitzen und das Gemüse etwa 5 Minuten darin andünsten, das Hackfleisch dazugeben und mitdünsten. Das Salz und die gehackten Kräuter dazugeben.

6. Eine Auflaufform mit Diätmargarine ausfetten, die gegarten Kartoffeln fächerförmig hineinlegen, die Gemüse-Hackfleisch-Mischung darauf verteilen.

7. Die Tomaten waschen, halbieren, die Stengelansätze entfernen, die Tomaten in Scheiben schneiden und auf die Hackfleischmischung geben.

8. Den Käse mit der sauren Sahne und dem Joghurt verrühren und über die Tomaten geben.

9. Die Auflaufform auf den Rost in den Backofen (Mitte) stellen und den Zucchini-Auberginen-Auflauf in etwa 30 Minuten backen und in der Form servieren.

Blumenkohl-terrine

Dieses Gericht ist aufgrund der schonenden Zubereitung besonders gut bekömmlich. Das Garen im Wasserbad erhält außerdem viele Vitamine und Mineralstoffe.

Zutaten für 4 Personen:
Für die Terrine:
400 g Blumenkohlröschen
Salz · 3 Eier
40 g Diätmargarine
100 g Mehl oder Dinkelmehl
200 ml Milch (1,5 % Fett)
1 Eßl. Grieß
1 Teel. Zitronensaft
abgeriebene Schale von
$^1/_2$ unbehandelten Zitrone
etwas frisch geriebene Muskatnuß
einige Petersilienstengel
Semmelbrösel zum Ausstreuen
Diätmargarine für die Form
Für die Sauce:
30 g Diätmargarine
40 g Mehl oder Dinkelmehl
2 Eßl. saure Sahne
$^1/_2$ Teel. Zitronensaft
etwas frisch geriebene Muskatnuß
Salz

Braucht etwas Zeit

Zubereitungszeit: etwa 1 $^1/_2$ Std.

Pro Portion etwa:
1300 kJ/310 kcal
14 g EW · 13 g F · 35 g KH

1. Eine Puddingform oder 4 kleine Portionsförmchen mit Diätmargarine ausfetten und am Boden und an den Seiten mit Semmelbröseln ausstreuen.

2. Den Blumenkohl in kleine Röschen teilen, den Strunk zurückschneiden, den Blumenkohl waschen und in Salzwasser in etwa 10 Minuten halbweich kochen. Nach dem Garen über einem Sieb in einen Topf abgießen und gut abtropfen lassen. Das Kochwasser aufheben. 4 Blumenkohlröschen zum Garnieren beiseite legen.

3. Die Eier trennen. Die Diätmargarine schaumig rühren und abwechselnd die Eigelbe, das Mehl, die Milch und den Grieß unterrühren.

4. Die Blumenkohlröschen mit dem Kochlöffel unterheben, mit dem Zitronensaft und der -schale, dem Muskat und 1 Prise Salz abschmecken.

5. In einem Topf, der so groß ist, daß die Puddingform hineinpaßt, etwa ein Drittel gefüllt, Wasser zum Kochen bringen.

6. Die Eiweiße steif schlagen und unter die Puddingmasse mischen.

7. Die Masse in die gefettete Puddingform füllen (etwa drei Viertel hoch). Mit einem Deckel schließen. Die Form in den Topf mit dem kochenden Wasser stellen, zwei Drittel davon sollen im Wasser stehen. Den Pudding zugedeckt bei schwacher Hitze im Wasserbad etwa 1 Stunde garen.

8. Inzwischen für die Sauce $^1/_2$ l von dem Blumenkohlkochwasser abmessen. Die Diätmargarine in einem Topf zerlassen, das Mehl einrühren, nicht anbräunen! Sofort mit dem warmen Blumenkohlwasser aufgießen und etwa 15 Minuten unter Rühren kochen lassen.

9. Die Sauce mit der sauren Sahne, dem Zitronensaft, der Muskatnuß und 1 Prise Salz abschmecken.

10. Nach beendeter Garzeit die Puddingform aus dem Wasserbad nehmen und etwa 10 Minuten abkühlen lassen, damit er sich festigt. Dann am Rand mit einem Messer ablösen. Ein feuchtes Küchentuch um die Form legen und den Pudding auf eine Platte stürzen. Mit den beiseite gelegten Blumenkohlröschen und den Petersilienstengeln verzieren.

Variante:

Sie können anstelle von Blumenkohl zum Beispiel auch Zucchini, Möhren, zarte Bohnen, Broccoliröschen oder Fenchel oder von jeder Sorte etwas verwenden.

Tips!

Im Gegensatz zu dunklen Mehlschwitzen, bei denen Fett und Mehl lange erhitzt werden, sind helle Mehlschwitzen leichter verdaulich.
Wenn Sie zu Blähungen neigen, verwenden Sie Gemüsebrühwürfel anstelle des Gemüsekochwassers für die Sauce.

Lasagne

Zutaten für 4 Personen:

wenig Salz

1 Eßl. Sonnenblumenöl

300–350 g Lasagneblätter

1 kg frischer Spinat oder 500 g
tiefgekühlter Blattspinat

2 Eßl. Diätmargarine · 1 Prise Salz

2 Messerspitzen frisch geriebene
Muskatnuß

2 Eßl. Olivenöl · 200 g Tatar

2 Eßl. Tomatenmark

1–2 Eßl. gemischte, gehackte Kräuter
(Petersilie, Majoran, Schnittlauch)

500 g Tomaten

1/2 Teel. getrockneter Estragon

Für die Béchamelsauce:

40 g Diätmargarine · 40 g Mehl

1/2 l Milch (3,5 % Fett)

2 Eßl. Sahne

80 g frisch geriebener Edamer
(30 % Fett i. Tr.)

2 Eßl. frisch geriebener Parmesan

Olivenöl für die Form

Braucht etwas Zeit

Zubereitungszeit: etwa 1 1/4 Std.

Pro Portion etwa:
5400 kJ/789 kcal
39 g EW · 38 g F · 74 g KH

1. Reichlich Salzwasser mit 1 Eßlöffel Öl zum Kochen bringen. Die Lasagneblätter ins kochende Salzwasser legen, nur einmal aufkochen, dann in ein Sieb geben und kalt abspülen.

2. Den frischen Spinat verlesen und waschen. Die Diätmargarine in einer Pfanne erhitzen, den Spinat dazugeben und zusammenfallen lassen oder den tiefgekühlten Spinat in die Pfanne geben. Keine Flüssigkeit aufgießen. Mit dem Salz und der Muskatnuß würzen.

3. Das Öl in einem Topf heiß werden lassen, das Tatar hineingeben, kurz unter Rühren anbraten, dann das Tomatenmark unterrühren. Alles mit Salz und den Kräutern würzen, mit der Gemüsebrühe aufgießen und etwa 3 Minuten garen.

4. Die Tomaten waschen und die Stielansätze entfernen. Die Tomaten in dünne Scheiben schneiden und zugedeckt kühl stellen.

5. Für die Béchamelsauce die Diätmargarine in einem Topf zerlassen, das Mehl dazugeben und verrühren. Die Vollmilch (Milch mit nur 1,5 % Fett brennt leichter an!) unter ständigem Rühren dazugießen und etwa 10 Minuten kochen. Dabei immer wieder rühren, dann die Sahne und den Edamer und den Parmesan einrühren.

6. Eine Auflaufform mit Olivenöl ausfetten. Den Backofen auf 200° vorheizen.

7. Lagenweise die Lasagne in die gefettete Form schichten. Erst Lasagneblätter hineingeben, dann eine Schicht Spinat, eine Schicht Tatar, darauf einen Schöpflöffel Béchamelsauce verteilen, dann die Tomaten darauf legen und alles mit dem Estragon bestreuen. In dieser Reihenfolge weiterschichten, bis alle Zutaten verbraucht sind. Die oberste Schicht soll Béchamelsauce sein.

8. Die Lasagne in der Form auf den Rost in den Backofen (Mitte) stellen und in etwa 40 Minuten garen. Wenn die Oberfläche der Lasagne zu dunkel wird, mit einem Deckel oder Alufolie abdecken. Dazu paßt gemischter Salat.

Tips!

Die Lasagne schmeckt auch ganz ohne Fleisch. Die Lasagneblätter können auch völlig ohne Vorkochen verwendet werden. Die Nudelplatten sind dann etwas bißfester. Lasagne eignet sich als Beilage, Vorspeise oder Hauptgericht und ist besonders bei Kindern beliebt. Statt Tatar können Sie auch als vegetarische Alternative 200 g Ricotta (italienischer Frischkäse) verwenden.

Auch »leberbewußte« Leute brauchen auf eine köstliche italienische Lasagne nicht zu verzichten.

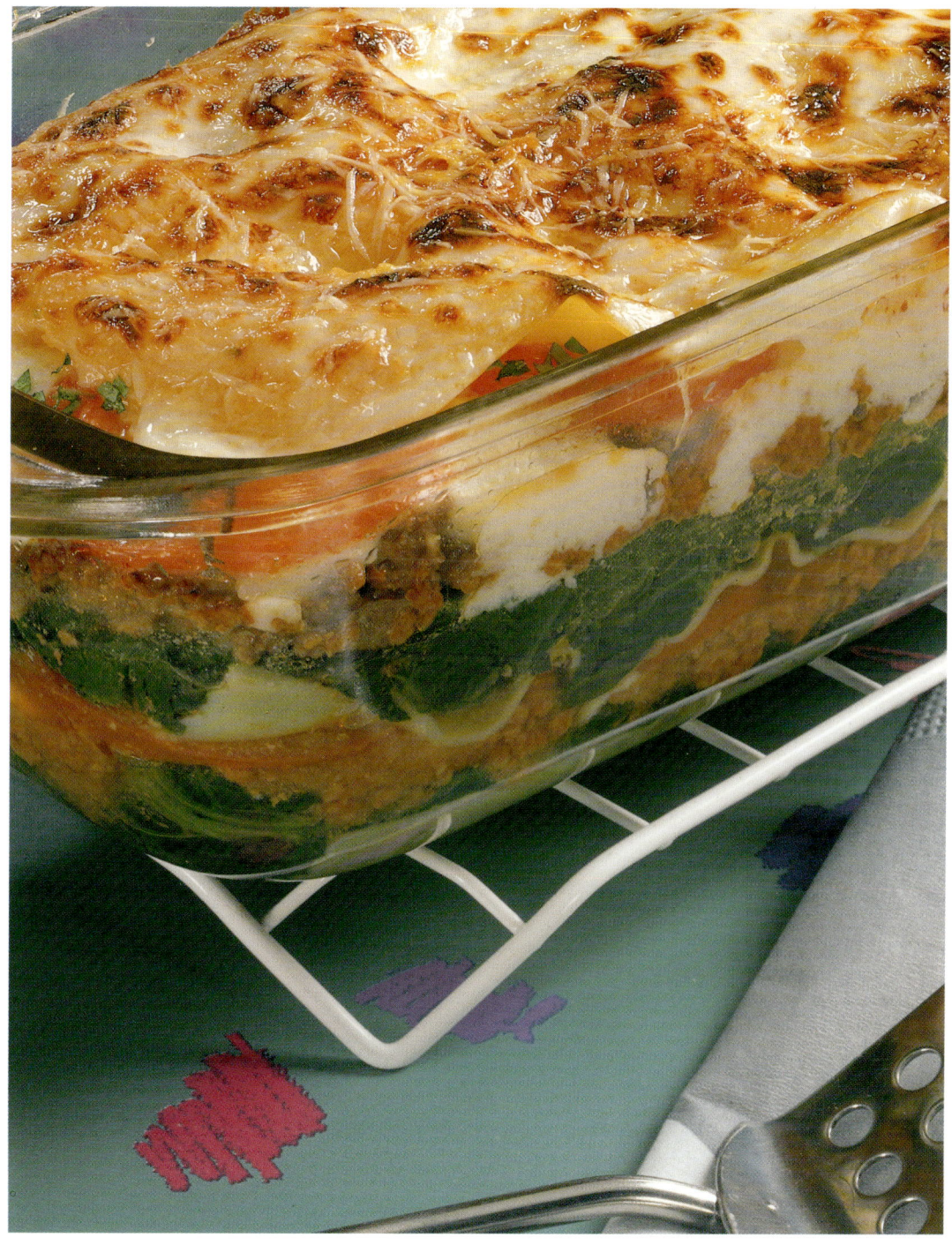

Kräuter- nockerln in Tomatensauce

Zutaten für 4 Personen:
750 g mehlige Kartoffeln
Salz
je ¹/₂ Bund Petersilie, Basilikum,
Schnittlauch und Majoran
2 Eigelb
100 g frisch geriebener Edamer
(30 % Fett i.Tr.)
75 g Mehl oder Dinkelmehl
1 Teel. Zitronensaft
1 Messerspitze frisch geriebene
Muskatnuß
8 Fleischtomaten
1 Eßl. Diätmargarine
2 Stengel Basilikum

Braucht etwas Zeit Vegetarisch

Zubereitungszeit: etwa 50 Min.

Pro Portion etwa:
1400 kJ/330 kcal
16 g EW · 9 g F · 48 g KH

1. Die Kartoffeln waschen, schälen, in Stücke schneiden, in Salzwasser in 25–30 Minuten kochen, abgießen und noch heiß durch die Kartoffelpresse auf ein Brett oder eine andere Arbeitsfläche drücken und abkühlen lassen. Die Kräuter waschen und fein hacken. Den Schnittlauch kleinschneiden.

2. Die Kräuter, die Eigelbe, den Käse, das Mehl, Salz, den Zitronensaft und den Muskat auf die Kartoffelmasse geben und durchmischen.

3. In einem weiten Topf Salzwasser zum Kochen bringen. Mit 2 Eßlöffeln von der Kartoffelmasse Nockerln abstechen, in das kochende Salzwasser einlegen und leicht köcheln lassen. Die Nockerln sind fertig, wenn sie an der Oberfläche schwimmen.

4. Die Tomaten waschen, heiß überbrühen, häuten und würfeln, dabei die Stielansätze und Kerne entfernen. Die Diätmargarine zerlassen, die Tomaten kurz darin andünsten. Mit 1 Prise Salz abschmecken.

5. Das Basilikum waschen, hacken, dann unter die Tomaten mischen. Die Nockerln aus dem Kochwasser nehmen und auf eine Platte legen. Die Tomatensauce darüber gießen.

Tip!

Übriggebliebenes Eiweiß kann mit 80 g Puderzucker zu einer Baisermasse geschlagen werden. Spritzen Sie die Baisermasse auf ein mit Pergamentpapier ausgelegtes Backblech, das nicht gefettet ist. Das Blech in den auf 100° vorgeheizten Backofen (Mitte) stellen. Backofentür einen Spalt offen lassen, eventuell einen Kochlöffel dazwischen stecken. Nach etwa 25 Minuten ausschalten, Baisers über Nacht im Backofen fertigtrocknen. In einer Blechdose können die Baisers gut aufbewahrt werden.

Kartoffel- rosetten

Zutaten für 4 Personen:
750 g Kartoffeln
Salz
1 Eßl. Diätmargarine
1 Eigelb
1–2 Eßl. Sahne
Öl für das Backblech

Preiswert

Zubereitungszeit: etwa 45 Min.

Pro Portion etwa:
860 kJ/200 kcal
4 g EW · 8 g F · 29 g KH

1. Die Kartoffeln waschen, schälen und in Salzwasser in etwa 20 Minuten garen.

2. Ein Backblech mit Öl ausfetten. Den Backofen auf 180° vorheizen.

3. Die noch heißen Kartoffeln durch eine Presse drücken, die Diätmargarine und das Eigelb unterrühren. Die Kartoffelmasse in einen Spritzbeutel füllen und etwa acht Rosetten auf das gefettete Blech spritzen. Mit der Sahne bestreichen.

4. Die Kartoffelrosetten im Backofen (Mitte) in etwa 5–8 Minuten goldgelb überbacken.

Ofenkartoffeln

Zutaten für 4 Personen:
gemahlener oder ganzer Kümmel
600 g mittelgroße Kartoffeln
2 Eßl. Sonnenblumenöl
Öl für das Backblech

Eiweißarm

Zubereitungszeit: etwa 50 Min.

Pro Portion etwa:
820 kJ/200 kcal
3 g EW · 10 g F · 23 g KH

1. Ein Backblech mit Öl ausfetten und mit Kümmel bestreuen.

2. Den Backofen auf 200° vorheizen.

3. Die Kartoffeln gründlich waschen, nicht schälen, halbieren und mit der Schnittfläche nach unten auf das Backblech setzen. Die Schale leicht mit dem Öl bestreichen und die Kartoffeln im Backofen in etwa 30–40 Minuten backen.

Tips!

Anstatt des Kümmels können Sie auch Sesamkörner oder Sonnenblumenkerne verwenden, die Kartoffeln schmecken dann nussiger. Kümmel dient übrigens wegen des ätherischen Kümmelöls seit Jahrhunderten als Gewürz-Heilpflanze. Dem Kümmeltee wird eine krampflösende und blähungslindernde Wirkung zugesprochen.

Tomatenreis

Zutaten für 4 Personen:
1/2 l Gemüsebrühe
250 g Langkornreis
250 g Tomaten

Schnell

Zubereitungszeit: etwa 30 Min.

Pro Portion etwa:
920 kJ/220 kcal
6 g EW · 1 g F · 51 g KH

1. Die Gemüsebrühe in einem Topf zum Kochen bringen. Den Reis kurz in einem Sieb abspülen.

2. Den Reis in die kochende Brühe geben und in etwa 20 Minuten zugedeckt bei schwacher Hitze garen. Der Reis nimmt während des Garens (Quellen) die gesamte Flüssigkeit auf. Er ist dann trocken und körnig.

3. Inzwischen die Tomaten heiß überbrühen, häuten und würfeln, dabei die Stielansätze und Kerne entfernen.

4. Die gewürfelten Tomaten unter den fertigen Reis mischen.

Varianten:
Reis mit Spargel
350 g Spargel waschen, schälen, in etwa 2 cm lange Stücke schneiden und in etwa 10 Minuten in reichlich Salzwasser mit 1 Prise Zucker garen. Die Spargelstückchen herausnehmen, abtropfen lassen und dann unter den fertigen Reis mischen.

Reis mit Kräutern
2 Eßlöffel gemischte frische Kräuter wie Petersilie, Dill, Basilikum, Schnittlauch, Pimpinelle waschen, trockenschütteln, kleinschneiden und unter den fertigen Reis mischen.

Reis mit Mandeln
40 g gehackte Mandeln unter den fertigen Reis mischen.

Reis mit Safran
2 Messerspitzen Safranpulver in die kochende Brühe geben. Wenn Sie den Safran erst in den fertigen Reis mischen, verteilt er sich nicht mehr gleichmäßig.

Reis mit Gemüse
125 g Möhren und 125 g Knollensellerie putzen und würfeln, in wenig Wasser in etwa 10 Minuten garen, dann 1 Eßlöffel gehackte Petersilie unterrühren und alles mit dem fertigen Reis mischen.

Reis mit Champignons
250 g Champignons waschen, dann blättrig schneiden und in etwa 5 Minuten in 1 Eßlöffel zerlassener Diätmargarine dünsten. 1/2 Bund Petersilie waschen, trockenschütteln und fein hacken, mit den Pilzen unter den fertigen Reis mischen.

Himbeer-charlotte

Zutaten für 8–10 Personen:
5 Eier
140 g Zucker
75 g Buchweizenmehl
1 Messerspitze Backpulver
200 g Himbeermarmelade
12 Blatt Gelatine
500 g Himbeeren
600 g Joghurt (1,5 % Fett)
1 Päckchen Vanillinzucker
250 g Sahne
Zucker zum Bestreuen
Pergamentpapier

Für Gäste
Braucht etwas Zeit

Zubereitungszeit: etwa 2 Std.
(+ 12 Std. Kühlzeit)

Bei 10 Personen pro Portion etwa:
1500 kJ/360 kcal
10 g EW · 13 g F · 51 g KH

1. Den Backofen auf 220° vorheizen. Ein Backblech mit Pergamentpapier belegen. Die Eier trennen, 2 Eiweiße für die Füllung in den Kühlschrank stellen.

2. Die Eigelbe und die Hälfte von dem Zucker schaumig rühren. Die übrigen 3 Eiweiße steif schlagen und auf die Ei-gelbschaummasse geben. Das Mehl mit dem Backpulver auf den Eischnee sieben und unter die Eigelbmasse heben. Die Masse auf das Backblech etwa 1/2 cm dick rechteckig aufstreichen. Den Biskuit im Backofen (Mitte) bei 220° in 6–7 Minuten backen.

3. Ein Nudelbrett mit einem Geschirrtuch belegen und mit Zucker bestreuen. Den Biskuit aus dem Ofen nehmen und auf das Geschirrtuch stürzen.

4. Die Marmelade mit wenig Wasser glattrühren, dann gleichmäßig auf den Biskuit streichen, zu einer Roulade auf-rollen und diese in 1/2 cm dicke Scheiben schneiden.

5. Eine kuppelförmige Schüssel mit Frischhaltefolie auslegen. Dann die ganze Schüssel am Boden und am Rand mit den Biskuitscheiben auslegen. Rest-liche Biskuitscheiben beiseite stellen.

6. Die Gelatineblätter etwa 5 Minuten in kaltem Wasser einweichen. Die Himbeeren waschen, putzen, 12 Himbee-ren zum Garnieren beiseite legen, die übrigen mit einer Gabel zerdrücken. Den Joghurt mit den Himbeeren, dem restli-chen Zucker und dem Vanillin-zucker verrühren.

7. Die Gelatine ausdrücken, in eine kleine Schüssel geben und im heißen Wasserbad unter Rühren auflösen. Eßlöffelweise die Joghurt-Himbeer-Masse in die aufgelöste Gelatine ein-rühren. Dann kalt stellen.

8. Die beiden zurückgelasse-nen Eiweiße steif schlagen. Die Sahne steif schlagen.

9. Wenn die Masse fest zu werden beginnt, die Hälfte der Sahne und den Eischnee mit dem Schneebesen unterziehen.

10. Die Creme auf die Biskuit-scheiben füllen und mit den bei-seite gestellten Biskuitscheiben belegen. Etwa 12 Stunden zu-gedeckt in den Kühlschrank stellen.

11. Die fertige Himbeerchar-lotte auf eine Kuchenplatte stür-zen und mit der restlichen ge-schlagenen Sahne und den zurückgelegten Himbeeren ver-zieren.

Tips!

Sie können, um Zeit zu spa-ren, statt selbstgebackenen Biskuit auch fertige Löffelbis-kuits verwenden. Die Löffel-biskuits sollten sie an einem Ende etwa 2 cm abschnei-den, damit sie besser in der Schüssel stehenbleiben. Dieses Dessert können Sie auch je nach Saison mit verschiedenen Früchten wie Sauerkirschen, Brombee-ren, Heidel- oder Johannis-beeren zubereiten.

Dieses Dessert erfordert zwar etwas Zeit und Mühe, aber der Aufwand lohnt sich!

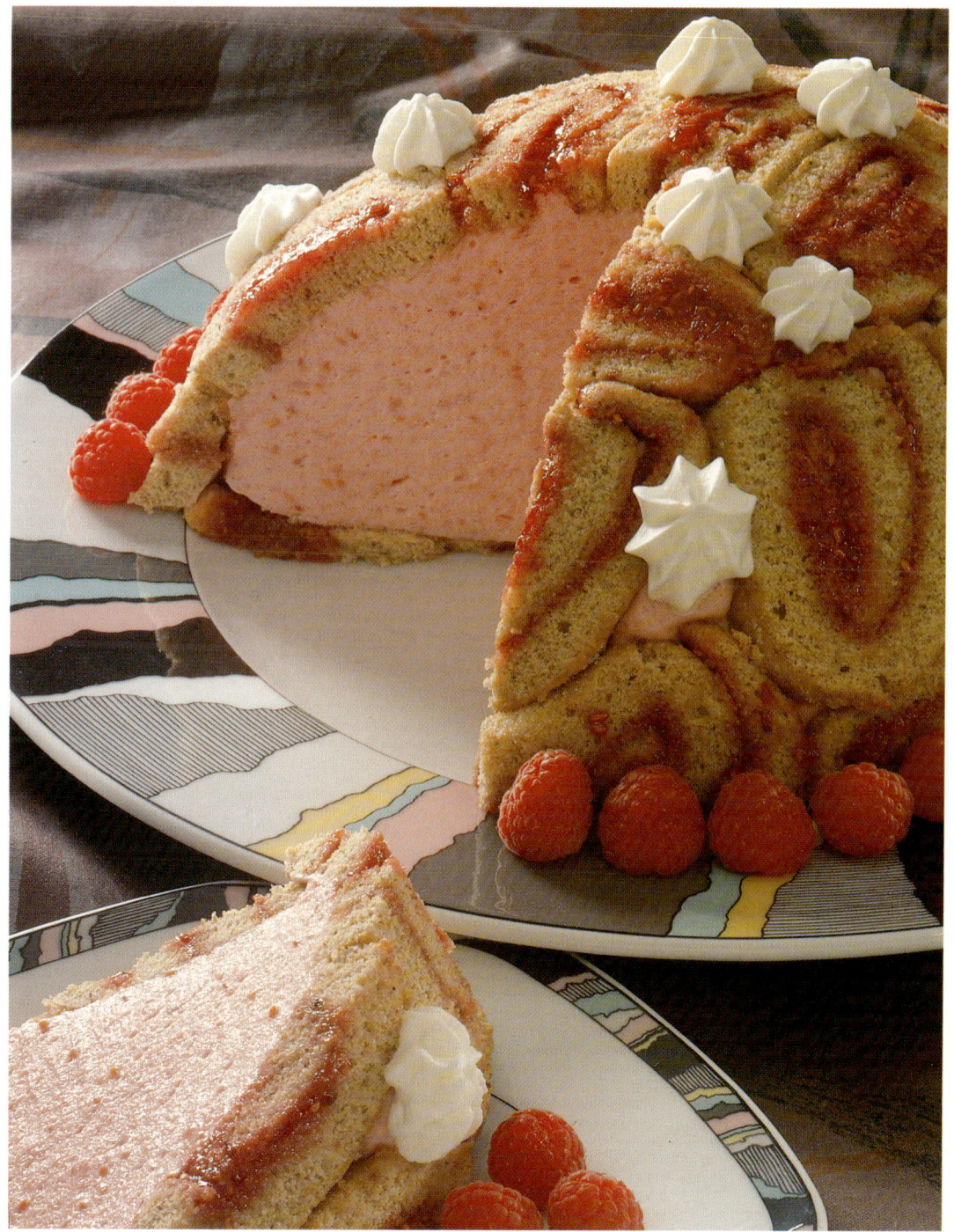

Birne mit Quark und Erdbeersauce

Zutaten für 4 Personen:
1 Gewürznelke · 1/4 Zimtstange
etwas abgeriebene Schale von
1 unbehandelten Zitrone
1 Eßl. Zucker · 2 Birnen
125 g Magerquark
2 Eßl. Milch (1,5 % Fett)
1 Teel. Zitronensaft
125 g Erdbeeren
1 Eßl. Ahornsirup oder Zucker
1 Teel. gehackte Pistazien

Gelingt leicht

Zubereitungszeit: etwa 15 Min.

Pro Portion etwa:
500 kJ/120 kcal
6 g EW · 1 g F · 21 g KH

1. Etwa 1/4 l Wasser mit der Nelke, der Zimtstange, der Hälfte von der abgeriebenen Zitronenschale und mit dem Zucker in einem Topf zum Kochen bringen.

2. Die Birnen waschen, schälen, halbieren, die Kerngehäuse entfernen und etwa 5 Minuten in dem gewürzten Wasser kochen. Dann mit der Schnittfläche nach oben dekorativ auf vier Glas- oder Porzellanteller legen.

3. Den Quark mit der Milch, dem Zitronensaft und der übrigen Zitronenschale glattrühren, in einen Spritzbeutel füllen und große Tupfen auf die Birnen spritzen.

4. Die Erdbeeren waschen und putzen. Mit dem Pürierstab zerkleinern und mit dem Ahornsirup oder Zucker süßen.

5. Die Erdbeersauce um die Birnenhälften gießen. Die gehackten Pistazien über den Quark streuen.

Obstsalat mit Joghurtsauce

Zutaten für 4 Personen:
300 g Joghurt (1,5 % Fett)
2 Eßl. Sahne · 1 Eßl. Ahornsirup
1 Teel. Zitronensaft
abgeriebene Schale von
1 unbehandelten Zitrone
200 g Honigmelone · 150 g Feigen
200 g weiße Weintrauben
200 g Erdbeeren

Gelingt leicht

Zubereitungszeit: etwa 30 Min.

Pro Portion etwa:
780 kJ/190 kcal
5 g EW · 4 g F · 31 g KH

1. Den Joghurt mit der Sahne, dem Ahornsirup, dem Zitronensaft und der Zitronenschale verrühren.

2. Die Melone halbieren, mit einem Teelöffel die Kerne entfernen, schälen und in Scheiben schneiden. Die Feigen waschen und in Scheiben schneiden. Die Weintrauben waschen, halbieren und entkernen. Die Erdbeeren waschen und putzen und je nach Größe halbieren.

3. Die Früchte auf einer Glasplatte anrichten und mit der Joghurtsauce servieren.

Ananas und Himbeeren mit Baiser

Zutaten für 4 Personen:
4 frische Ananasscheiben
(1 1/2 cm dick)
250 g Himbeeren
1 Eiweiß · 40 g Puderzucker

Für Gäste

Zubereitungszeit: etwa 30 Min.

Pro Portion etwa:
560 kJ/130 kcal
2 g EW · 1 g F · 14 g KH

1. Von den Ananasscheiben die Schale entfernen und das Mittelstück herausschneiden. Jeweils eine Scheibe auf einen Dessertteller legen.

2. Die Himbeeren waschen, putzen und auf den Ananasscheiben verteilen.

3. Den Backofen auf 150° vorheizen.

4. Das Eiweiß steif schlagen und langsam den Puderzucker dazugeben. Die Baisermasse in einen Spritzbeutel füllen und auf das Obst spritzen oder mit zwei Teelöffeln Nockerln abstechen und neben das Obst legen. Kurz im Backofen gratinieren, bis die Baisers hellbraune Spitzen haben. Sofort servieren.

Joghurtköpfli mit Orangen-filets

Zutaten für 4 Personen:

5 Blatt Gelatine

300 g Joghurt (1,5 % Fett)

abgeriebene Schale von

1/2 unbehandelten Zitrone

2 Eßl. Zucker oder Honig

2 Eßl. Sahne · 2 Orangen

1 Teel. gehackte Pistazien

Preiswert

Zubereitungszeit: etwa 35 Min. (+ 1 Std. Kühlzeit)

Pro Portion etwa:
640 kJ/150 kcal
6 g EW · 5 g F · 21 g KH

1. Die Gelatine etwa 5 Minuten in einer Schüssel mit kaltem Wasser einweichen.

2. Den Joghurt mit der Zitronenschale, dem Zucker oder Honig und der Sahne verrühren.

3. Die Gelatine aus dem Wasser nehmen, ausdrücken und in eine kleine Schüssel geben. Die Gelatine über einem heißen Wasserbad auflösen.

4. 2 Eßlöffel von dem Joghurt unter die aufgelöste Gelatine rühren. Dann die Gelatine unter die restliche Joghurtmasse geben. Durch diesen Wärmeausgleich vermeiden Sie eine Schlierenbildung der Gelatine.

5. Vier Tassen kalt ausspülen, dann die Joghurtmasse gleich-mäßig hineinfüllen und etwa 1 Stunde kalt stellen.

6. Die Orangen schälen und die Filets auslösen. Die fest gewordenen Joghurtköpfli auf vier Teller stürzen, die Tassen vorher kurz in heißes Wasser halten. Mit den Orangenfilets umlegen und mit den gehackten Pistazien bestreuen.

Apfel auf Schokoladen-creme

Zutaten für 4 Personen:

4 kleine Äpfel · 50 g Mandelstifte

1 Gewürznelke · 1/4 Zimtstange

Saft von 1 Zitrone

abgeriebene Schale von

1/2 unbehandelten Zitrone

3 Blatt Gelatine

1/4 l Milch (1,5 % Fett)

40 g Zartbitterschokolade

2 Eier · 2 Eßl. Zucker

80 g Preiselbeermarmelade

Für Gäste

Zubereitungszeit: etwa 1 Std.

Pro Portion etwa:
1500 kJ/360 kcal
10 g EW · 14 g F · 46 g KH

1. Die Äpfel waschen, die Kerngehäuse mit dem Apfelausstecher entfernen, die Äpfel schälen und mit den Mandelstiften gleichmäßig bespicken.

2. Etwa 1/2 l Wasser mit der Nelke, der Zimtstange, dem Zitronensaft und der -schale aufkochen. Die gespickten Äpfel mit dem Schaumlöffel vorsichtig in die kochende Flüssigkeit setzen. In etwa 5 Minuten garen.

3. Die Gelatine etwa 5 Minuten in einer Schüssel mit kaltem Wasser einweichen.

4. Die Äpfel aus der Kochflüssigkeit nehmen und auf einem Teller auskühlen lassen.

5. Die Milch erhitzen, die Schokolade in Stückchen teilen und unter Rühren bei mittlerer Hitze in der Milch auflösen.

6. Die Eier trennen. Die Eiweiße kalt stellen. Die Eigelbe und den Zucker mit dem Schneebesen des Handrührgerätes sehr schaumig schlagen und die heiße Schokoladenmilch dazugeben. Verrühren.

7. Die Gelatine aus dem Wasser nehmen, ausdrücken, in die Masse geben und so lange rühren, bis sich die Gelatine aufgelöst hat. Die Creme etwa 30 Minuten kalt stellen.

8. Sobald die Creme fest zu werden beginnt, die Eiweiße steif schlagen und unterziehen. Auf Dessertteller verteilen, erkalten lassen und dann die gespickten Äpfel darauf setzen. Die Äpfel mit der Preiselbeermarmelade füllen.

Zucchini-kuchen

Zutaten für 1 Kastenbackform
von 28 cm Länge:
175 g gemahlene Haselnüsse
3 Eier · 180 g Zucker
1 Päckchen Vanillinzucker
1 Teel. gemahlener Zimt
1 Eßl. Zitronensaft
200 ml Sonnenblumenöl
250 g Mehl oder Dinkelmehl
1 Teel. Backpulver
350 g Zucchini
Diätmargarine für die Form

Für Gäste · Raffiniert

Zubereitungszeit:
etwa 1 Std. 40 Min.

Bei 14 Stück pro Kuchen etwa:
1500 kJ/360 kcal
5 g EW · 23 g F · 31 g KH

1. Eine Kastenbackform mit Diätmargarine ausfetten und mit 2 Eßlöffeln von den Haselnüssen ausstreuen.

2. Den Backofen auf 160° vorheizen.

3. Die Eier, den Zucker und den Vanillinzucker mit dem Schneebesen des Handrührgerätes schaumig rühren. Den Zimt und den Zitronensaft dazugeben. Das Öl und die restlichen Haselnüsse unterrühren. Das Mehl mit dem Backpulver mischen, sieben und langsam zur Schaummasse geben.

4. Die Zucchini waschen, grob raspeln und untermischen. Eventuell noch etwas Zitronensaft dazugeben. In die Backform füllen und im Backofen (Mitte) etwa 1 Stunde backen.

5. Nach dem Backen in der Form etwa 15 Minuten abkühlen lassen, dann vorsichtig auf ein Kuchengitter stürzen.

Schokoladen-Biskuit-Rolle

Zutaten für etwa 6 Stücke:
3 Eßl. Speisestärke
200 ml Milch (1,5 % Fett)
1/2 Vanilleschote · 5 Eßl. Zucker
1 Teel. Vanillinzucker
2 Eier
1/2 Teel. Backpulver · 1 Eßl. Mehl
1 Eßl. Kakao · 50 g Puderzucker
50 g Butter oder Diätmargarine
Pergamentpapier
Diätmargarine für das Backblech
Zucker zum Bestreuen

Braucht etwas Zeit

Zubereitungszeit: etwa 45 Min.

Pro Portion etwa:
1100 kJ/260 kcal
5 g EW · 10 g F · 40 g KH

1. 2 Eßlöffel von der Speisestärke mit 2 Eßlöffeln von der Milch anrühren. Die Vanilleschote auskratzen und mit der übrigen Milch erhitzen. Die Speisestärke einrühren und alles unter Rühren kurz aufkochen. Dann die Vanilleschote entfernen, alles in eine Schüssel füllen und mit 2 Eßlöffeln von dem Zucker und dem Vanillinzucker bestreuen, damit sich keine Haut bildet.

2. Den Backofen auf 200° vorheizen. Ein Backblech mit Pergamentpapier auslegen. Das Papier mit Diätmargarine bestreichen.

3. Die Eier trennen. Die Eigelbe mit 2 Eßlöffeln warmem Wasser und dem restlichen Zucker mit dem Schneebesen des Handrührgerätes sehr schaumig rühren. Die Eiweiße zu Schnee schlagen. Den Eischnee auf die Schaummasse geben, die restliche Speisestärke, das Backpulver, das Mehl und den Kakao auf den Eischnee sieben und vorsichtig unterziehen.

4. Die Biskuitmasse etwa 1/2 cm dick gleichmäßig auf das vorbereitete Backblech streichen und im Backofen (Mitte) 12–15 Minuten backen.

5. Ein Backbrett mit Zucker bestreuen. Den fertigen Biskuit auf das Backbrett stürzen, das Papier mit einem feuchten Küchentuch betupfen und abziehen. Das Papier wieder auf den Biskuit legen und damit den Biskuit locker aufrollen. Dann erkalten lassen.

6. Die Butter oder Diätmargarine schaumig rühren. Den abgekühlten Flammeri eßlöffelweise langsam unterrühren.

7. Die Biskuitrolle ausbreiten, mit der Vanillebuttercreme bestreichen, wieder aufrollen und mit dem Puderzucker besieben.

Bild oben: Zucchinikuchen
Bild unten: Schokoladen-Biskuit-Rolle

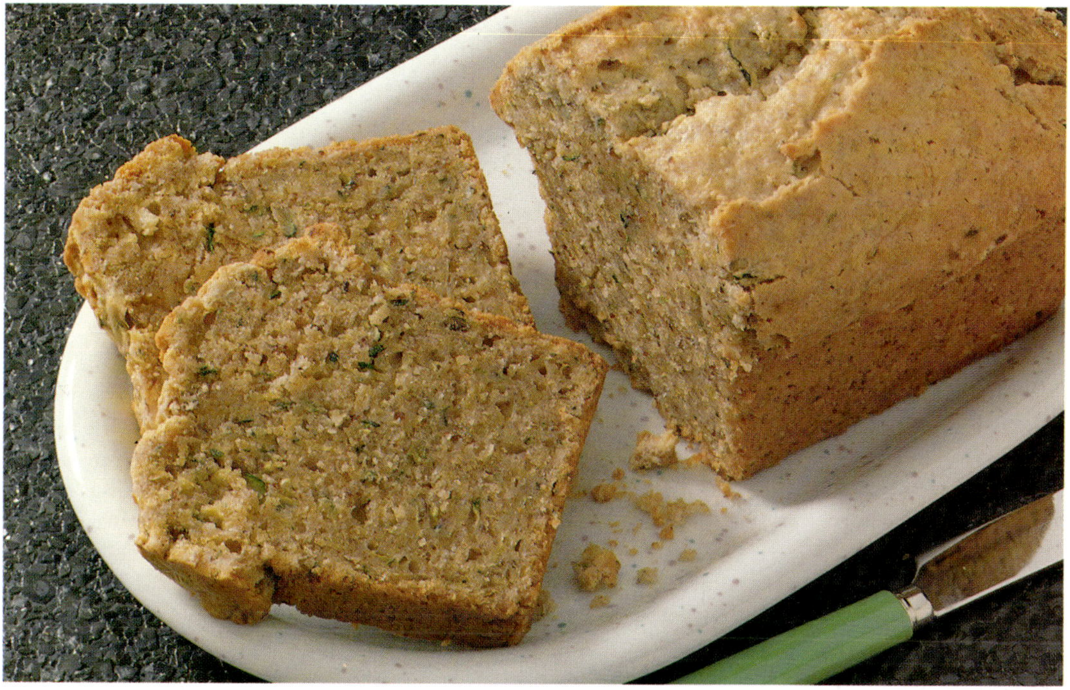

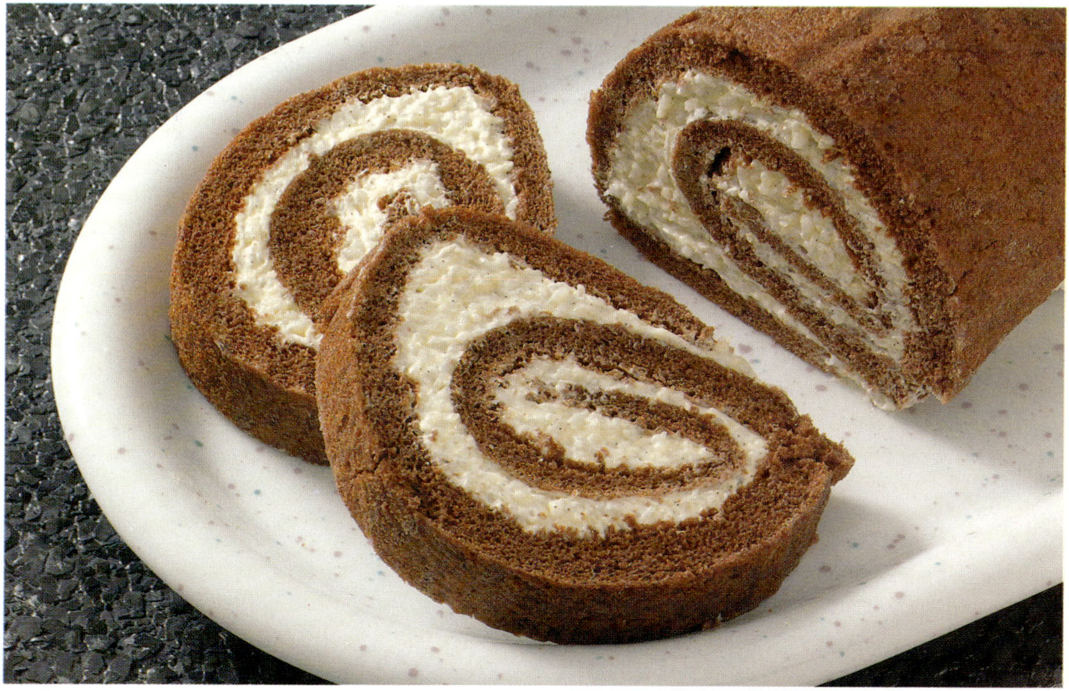

Rote Grütze

Zutaten für 4 Personen:

1/2 l naturreiner, roter oder

schwarzer Johannisbeersaft

50 g Sago

300 g Früchte

(zum Beispiel Himbeeren, Heidel-

beeren, Brombeeren oder Kirschen)

2 Eßl. Zucker oder

1 Eßl. Honig nach Belieben

2 Eßl. saure Sahne

1 Stengel Pfefferminze

oder Zitronenmelisse

Eiweißarm

Zubereitungszeit: etwa 45 Min.

Pro Portion etwa:
760 kJ/180 kcal
2 g EW · 1 g F · 30 g KH

1. In einem Topf den Johannisbeersaft aufkochen, den Sago einstreuen und etwa 30 Minuten bei schwacher Hitze ausquellen lassen. Der Sago ist gar, wenn die Körnchen glasig geworden sind.

2. Die Früchte verlesen, waschen, putzen, einige zum Garnieren beiseite legen, die übrigen zum fertigen Sago geben, einmal aufkochen und nach Belieben mit dem Zucker oder dem Honig süßen. In Glasschüsselchen füllen und erkalten lassen.

3. Die Rote Grütze mit der sauren Sahne, den Pfefferminzblättchen oder der Zitronenmelisse und den beiseite gelegten Früchten garnieren und servieren.

Tips!

Statt Sago können Sie auch 50 g Speisestärke zum Andicken des Saftes verwenden. Sie sparen dann Zeit. Dazu die Stärke mit kaltem Saft anrühren, in den restlichen, kochenden Fruchtsaft einlaufen lassen und einmal aufkochen.
Die Rote Grütze können Sie auch mit Vanillemilch oder -sauce servieren.

Sago

Sago wird aus Kartoffelstärke hergestellt. Der echte Sago wird aus dem Mark der Sagopalme gewonnen.

Grapefruitcreme

Zutaten für 6 Personen:

3 Grapefruit

4 Blatt Gelatine · 3 Eier

80 g Zucker

1/2 Päckchen Vanillinzucker

6 Kirschen

1 Stengel Zitronenmelisse

Raffiniert · Für Gäste

Zubereitungszeit: etwa 45 Min.
(+ 1 Std. Kühlzeit)

Pro Portion etwa:
680 kJ/160 kcal
6 g EW · 4 g F · 26 g KH

1. Die Grapefruit gezackt halbieren und auspressen. Den Saft zudecken und kalt stellen. Die Grapefruitschalen aufheben.

2. Die Gelatine etwa 5 Minuten in einer Schüssel mit kaltem Wasser einweichen.

3. Die Eier trennen. Die Eigelbe, den Zucker und den Vanillinzucker mit dem Schneebesen des Handrührgerätes sehr schaumig rühren, den Grapefruitsaft dazugeben. Gut verrühren.

4. Die Gelatine aus dem Wasser nehmen, ausdrücken, in eine kleine Schüssel geben und über dem Wasserbad unter Rühren auflösen.

5. 3–4 Eßlöffel von der Schaummasse nach und nach unter die aufgelöste Gelatine rühren. Die so temperierte Gelatine unter Rühren in die restliche Schaummasse geben. Kalt stellen.

6. Wenn die Creme anfängt steif zu werden, die Eiweiße zu Schnee schlagen und vorsichtig unter die Creme ziehen. Sofort in die Grapefruitschalen einfüllen. Etwa 1 Stunde kalt stellen. Mit den Kirschen und der Zitronenmelisse verzieren.

Tip!

Sollte die Creme zu fest geworden sein, ehe Sie den Eischnee untergehoben haben, stellen Sie die Creme in einen Topf mit heißem Wasser. Rühren Sie mit einem Schneebesen, bis die Masse wieder weicher geworden ist.

Herzhafter Fruchtquark

Zutaten für 4 Personen:

40 g Pumpernickelbrösel

2 Eßl. Fruchtsaft

40 g geriebene Schokolade

oder Schokoladenraspel

100 g Preiselbeeren (Glas)

200 g Magerquark

100 ml Milch (1,5 % Fett)

1 Eßl. Honig

¹/₂ Teel. Vanillinzucker

1 Eßl. Schokoladenraspel

Schnell · Preiswert

Zubereitungszeit: etwa 20 Min.

Pro Portion etwa:
990 kJ/240 kcal
9 g EW · 5 g F · 38 g KH

1. Die Pumpernickelbrösel in vier Schüsselchen verteilen und mit dem Fruchtsaft beträufeln. Die geriebene Schokolade oder Schokoladenraspel darüber streuen.

2. Die Preiselbeeren darauf verteilen.

Tip!

Anstelle von Pumpernickelbröseln können Sie auch Brösel von anderem Vollkornbrot verwenden. Brotreste werden getrocknet und dann im Mixer zu Bröseln verarbeitet.
Vor allen Dingen in der Weihnachtszeit schmeckt dieser Quark auch mit Lebkuchenbröseln.

3. Den Quark mit der Milch, dem Honig und dem Vanillinzucker glattrühren. Über das Preiselbeerkompott geben. Mit den Schokoladenraspeln bestreuen.

Schnee-Eier mit Zitronencreme

Zutaten für 6 Personen:

2 Eier

80 g Puderzucker

¹/₄ l Milch (1,5 % Fett)

3 Blatt Gelatine

60 g Zucker

Schale von 1 unbehandelten Zitrone

Saft von 2 Zitronen

125 g Sahne

¹/₂ Zitrone

Zitronenmelisseblättchen oder

Pfefferminze

Braucht etwas Zeit Für Gäste

Zubereitungszeit: etwa 1 Std.
(+ 1 ¹/₂ Std. Kühlzeit)

Pro Portion etwa:
760 kJ/180 kcal
4 g EW · 8 g F · 24 g KH

1. Die Eier trennen. Die Eiweiße mit dem Schneebesen des Handrührgerätes steif schlagen, den Puderzucker teelöffelweise dazugeben und so lange schlagen, bis eine feste, glänzende Masse entstanden ist.

2. Die Milch in einem Topf aufkochen. Mit zwei Teelöffeln von der Baisermasse Nockerln abstechen, auf die heiße Milch setzen und etwa 2 Minuten

ziehen lassen. Die Nockerln mit einem Schaumlöffel herausnehmen und in Dessertschälchen verteilen.

3. Die Gelatine etwa 5 Minuten in einer Schüssel mit kaltem Wasser einweichen.

4. Die Eigelbe und den Zucker sehr schaumig rühren, die heiße Milch (von den Nockerln) dazugeben. Die Masse zurück in den Milchtopf geben, unter Rühren mit dem Schneebesen noch einmal kurz aufkochen, dann sofort vom Herd nehmen und in eine Schüssel füllen.

5. Die Gelatine aus dem Wasser nehmen, ausdrücken, in die heiße Creme geben und so lange verrühren, bis sich die Gelatine ganz aufgelöst hat. Die Zitronenschale unterrühren. Kalt stellen.

6. Wenn die Creme steif zu werden beginnt, den Zitronensaft dazugeben. Die Sahne steif schlagen und unterziehen. Die Creme sofort auf den Schneeeiern verteilen und etwa 1 Stunde kalt stellen. Die Zitrone achteln und die Creme damit und mit den Zitronenmelisse- oder Pfefferminzblättchen garnieren.

Sanddorn-shake

Ein eiweiß-, calcium- und Vitamin-C-reiches Getränk. Schmeckt vor allem auch Kindern gut.

Zutaten für 4–5 Personen:
3 mittelgroße Bananen
³/₄ l Milch (1,5 % Fett)
75 ml Sanddornbeerensaft
2 Eßl. Sahne

Schnell

Zubereitungszeit: etwa 15 Min.

Bei 5 Personen pro Portion etwa:
760 kJ/180 kcal
7 g EW · 5 g F · 27 g KH

1. Die Bananen schälen. Mit der Milch, dem Sanddornbeerensaft und der Sahne im Mixer zerkleinern.

2. Das Getränk in Trinkgläser füllen und mit Strohhalmen servieren.

Kefir-Minze-Drink

Zutaten für 4 Personen:
2 Stengel frische Minze
(etwa 16 Blätter)
250 g Salatgurke
750 g Kefir (1,5 % Fett)
2 Prisen Zucker
2 Eßl. frisch gepreßter Zitronensaft

Schnell

Zubereitungszeit: etwa 10 Min.

Pro Portion etwa:
480 kJ/110 kcal
8 g EW · 4 g F · 11 g KH

1. Die Minze waschen, trockenschütteln und die Blätter abzupfen. Die Gurke waschen, schälen, entkernen und in Stücke schneiden. Von den Minzeblättern 4 zum Garnieren beiseite legen, die übrigen und die Gurke im Mixer zerkleinern. Den Kefir, den Zucker und den Zitronensaft dazugeben.

2. In vier Trinkgläser füllen und mit Minzeblättchen garnieren.

Buttermilch-Kräuter-Drink

Zutaten für 4 Personen:
1 Bund Dill · 2 Stengel Borretsch
¹/₂ Kästchen Gartenkresse
800 ml Buttermilch
1 Prise Salz · 2 Prisen Zucker
1 Teel. Zitronensaft
4 Radieschen

Schnell · Raffiniert

Zubereitungszeit: etwa 10 Min.

Pro Portion etwa:
350 kJ/83 kcal
8 g EW · 1 g F · 10 g KH

1. Den Dill und den Borretsch waschen und trockenschütteln. Die Gartenkresse abschneiden, braune Samenkörner entfernen, waschen und alles fein hacken.

2. Die Kräuter dazugeben, mit dem Salz, dem Zucker und dem Zitronensaft würzen.

3. Das Getränk in hohe Gläser füllen. Die Radieschen waschen, einschneiden und an den Rand der Gläser stecken.

Tips!

Sehr gut schmeckt auch ein Cocktail aus Möhrensaft. Dazu nehmen Sie 400 ml naturreinen Möhrensaft, ¹/₈ l frisch gepreßten oder naturreinen Orangensaft, 1 Eßlöffel Zitronensaft, 150 g Joghurt (1,5% Fett) und 1 Eßlöffel Honig und mischen diese Zutaten im Mixer gut miteinander. Sie können diesen Möhren-cocktail auch aus ganz frisch gepreßtem Möhren-saft herstellen. Dazu benöti-gen Sie allerdings eine Saftpresse und etwas mehr Zeit.
Übrigens: Vitaminreiche Gemüse- oder Obstcock-tails möglichst immer sofort servieren!

Im Bild links: Buttermilch-Kräuter-Drink
Im Bild Mitte: Sanddornshake
Im Bild vorne: Kefir-Minze-Drink

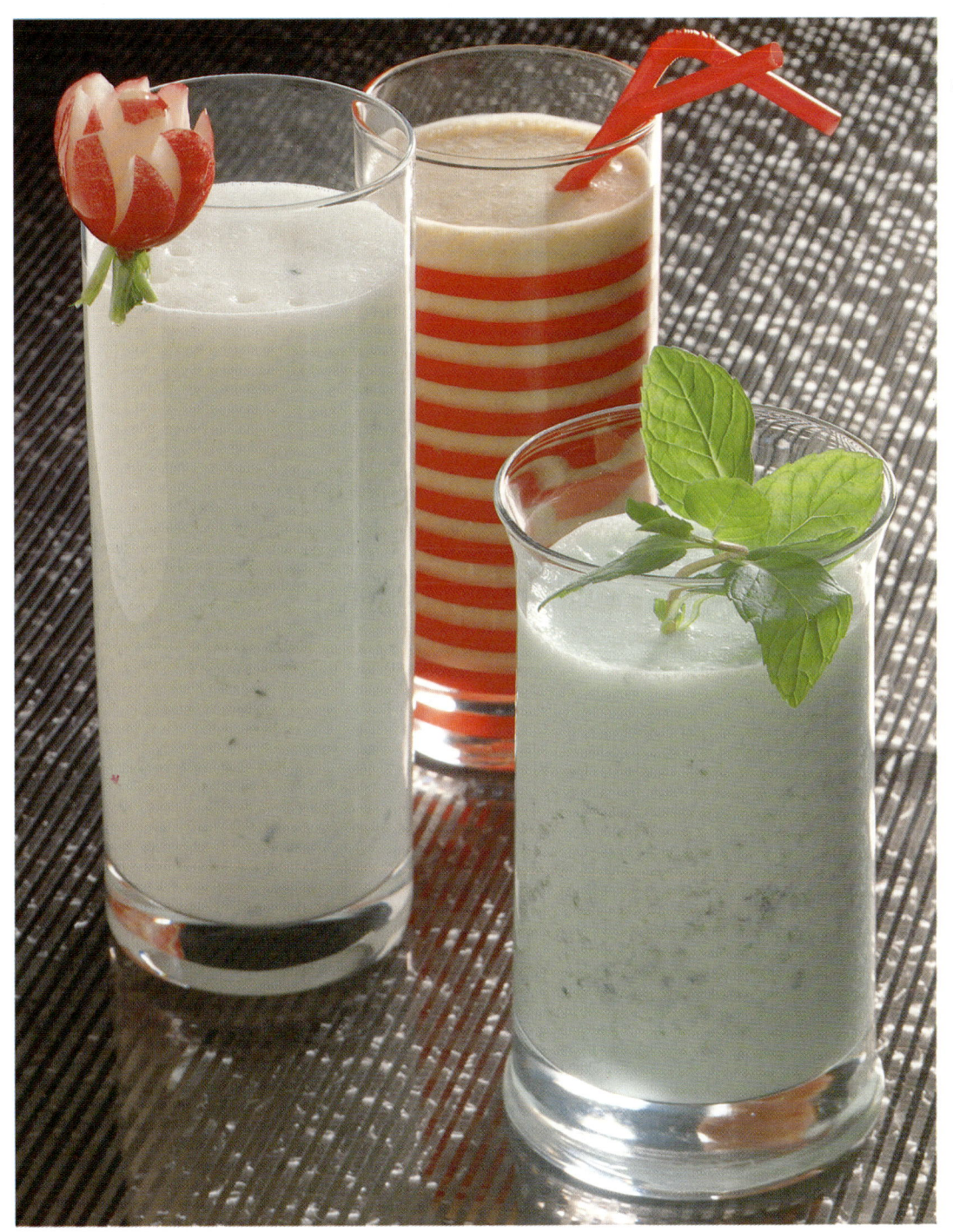

Trauben-cocktail

Zutaten für 3–4 Personen:
1/2 l frisch gepreßter
oder naturreiner Traubensaft
1/4 l naturreiner Ananassaft
2 Eßl. Honig
8 Weintrauben
Plastikspieße oder Zahnstocher

Schnell

Zubereitungszeit: etwa 15 Min.

Bei 4 Personen pro Portion etwa:
680 kJ/160 kcal
1 g EW · 0 g F · 40 g KH

1. Den Trauben- und den Ananassaft mit dem Honig mischen und in vier Schalen füllen. Die Weintrauben waschen, auf die Spieße stecken und in den Cocktail geben.

Tip!
Sie können das Verhältnis von Traubensaft und Ananassaft nach Belieben variieren oder auch einmal 1/4 l Traubensaft durch Pfirsichsaft ersetzen.

Rote Bete-Kiwi-Cocktail

Zutaten für 2 Personen:
200 g Kiwi
1 Eßl. zarte Haferflocken
300 ml frisch gepreßter
oder naturreiner Rote Bete-Saft
Trinkhalme

Raffiniert

Zubereitungszeit: etwa 15 Min.

Pro Portion etwa:
620 kJ/150 kcal
5 g EW · 2 g F · 29 g KH

1. Die Kiwis schälen und kleinschneiden, 2 Scheiben zum Garnieren beiseite legen, die übrigen mit den Haferflocken und dem Rote-Bete-Saft in einen Mixer geben. Kurz mixen.

2. In zwei hohe Gläser füllen, mit je einer Kiwischeibe verzieren und mit breiten Trinkhalmen servieren.

Varianten:
Statt des Rote Bete-Saftes 300 ml Kirschsaft verwenden. Wenn Sie noch etwas Sago oder Speisestärke unterrühren, ergibt dies eine hervorragende Kaltschale.

Gemüse-cocktail

Zutaten für 1 Person:
50 ml frisch gepreßter
oder naturreiner Selleriesaft
50 ml frisch gepreßter
oder naturreiner Möhrensaft
50 ml frisch gepreßter
oder naturreiner Apfelsaft

Schnell

Zubereitungszeit: etwa 10 Min.

Pro Portion etwa:
200 kJ/48 kcal
2 g EW · 0 g F · 10 g KH

1. Die Säfte miteinander mischen, in ein Glas füllen und mit einem Trinkhalm servieren.

Variante:
Sie können je nach Geschmack auch Rote Bete-Saft untermischen oder gegen einen anderen Saft austauschen.

Tip!
Rühren Sie 150 g Joghurt unter den Gemüsecocktail. So erhalten Sie eine schöne Zwischenmahlzeit.

Festtagsbowle

Diese Bowle schmeckt überraschend fruchtig frisch und bekommt ihr besonderes Aroma durch das Basilikum.

Zutaten für 4 Personen:
3/4 l frisch gepreßter
oder naturreiner Grapefruitsaft
2 1/2 Bund Basilikum
1/2 Honigmelone
3/4 l kaltes Mineralwasser mit
Kohlensäure

Raffiniert

Zubereitungszeit: etwa 20 Min.
(+ 2 Std. Kühlzeit)

Pro Portion etwa:
780 kJ/190 kcal
3 g EW · 0 g F · 43 g KH

1. Den Grapefruitsaft in ein Bowlegefäß geben.

2. Von dem Basilikum 2 Bund waschen, mit Küchengarn zusammenbinden und in den Saft hängen.

3. Die Honigmelone halbieren, die Kerne herausnehmen, aus dem Fruchtfleisch Kugeln ausstechen oder in kleine Würfel schneiden und in den Grapefruitsaft legen. Mindestens 2 Stunden (besser über Nacht) kalt stellen.

4. Vor dem Servieren das Basilikum entfernen. Das übrige 1/2 Bund Basilikum waschen, trockenschütteln, die Blätter abzupfen und in die Bowle geben. Mit dem Mineralwasser aufgießen.

Tip!

Sie können die Hälfte des Grapefruitsaftes durch Apfelsaft ersetzen. Das Getränk schmeckt dann fruchtiger und nicht ganz so herb.

Früchtepunsch

Zutaten für 4 Personen:
1 l verschiedene Fruchtsäfte
(zum Beispiel Apfel-, Kirsch-,
Trauben-, Holunder-, Johannisbeersaft)
1/2 Zimtstange
2 Gewürznelken
1 l Schwarztee
Saft von 1/2 Zitrone und 1 Orange

Gelingt leicht

Zubereitungszeit: etwa 30 Min.

Pro Portion etwa:
590 kJ/140 kcal
1 g EW · 0 g F · 34 g KH

1. In einem Topf die Fruchtsäfte, die Zimtstange und die Nelken mit dem Schwarztee erhitzen, aber nicht kochen.

2. Zu dem heißen Getränk den Zitronen- und den Orangensaft geben, etwa 15 Minuten ziehen lassen, dann die Zimtstange und die Nelken herausnehmen und den Früchtepunsch servieren.

Tip!

Schmeckt an heißen Tagen auch gekühlt köstlich.

Kiwi-Bowle

Zutaten für 6–8 Personen:
6 Kiwis
5 Eßl. Zucker
1/4 l naturreiner, kalter Ananassaft
1/4 l frisch gepreßter
oder naturreiner, kalter Orangensaft
1/8–1/4 l frisch gepreßter Zitronensaft
700 ml kaltes Ginger Ale
oder Mineralwasser

Gelingt leicht

Zubereitungszeit: etwa 20 Min.
(+ 2 Std. Kühlzeit)

Bei 8 Personen pro Portion etwa:
470 kJ/110 kcal
1 g EW · 0 g F · 26 g KH

1. Die Kiwis schälen, in dünne Scheiben schneiden und in ein Bowlegefäß geben.

2. Den Zucker darüber streuen und mit den kalten Fruchtsäften aufgießen.

3. Die Bowle 2 Stunden kühlstellen. Vor dem Servieren mit dem Ginger Ale oder dem Mineralwasser auffüllen.

Tip!

Servieren Sie die Bowle in Gläsern mit Zuckerrand: Geben Sie jeweils etwas Wasser auf einen Teller und etwas Zucker auf einen anderen. Dann den Glasrand erst in Wasser, dann in Zucker drehen.

Zum Gebrauch

Damit Sie Rezepte mit bestimmten Zutaten noch schneller finden können, stehen in diesem Register zusätzlich auch Hauptzutaten wie Quark oder Kräuter – ebenfalls alphabetisch geordnet und halbfett gedruckt – vor den entsprechenden Rezepten.

IMPRESSUM

Umschlag-Vorderseite:
Das Rezept für das gefüllte
Kalbsfilet finden Sie auf
Seite 32.

Wichtiger Hinweis

Die Rezepte und Ratschläge
in diesem Buch stammen von
Fachleuten und sind erprobt.
Die medizinische Forschung auf
diesem Gebiet ist jedoch nicht
abgeschlossen, und zu Einzel-
fragen werden auch von nam-
haften Wissenschaftlern abwei-
chende Meinungen vertreten.
Darüber hinaus reagiert jeder
Organismus anders. Deshalb
darf eine bestimmte Ernährung
– beispielsweise zur Behand-
lung von Lebererkrankungen –
ebenso wie die Einnahme
eines bestimmten Medikaments
nicht ohne Rücksprache mit
dem Hausarzt durchgeführt
werden – informieren Sie sich
bitte bei ihm.

Die Deutsche Bibliothek –
CIP-Einheitsaufnahme
Kretschmar, Erika: Was der Le-
ber gut tut: Die angenehme Art,
die Leber zu schonen und
Lebererkrankungen vorzubeu-
gen. Köstliche Gerichte für je-
den Tag, die auch der ganzen
Familie schmecken / Erika Kret-
schmar; Norbert Gretz. – 1.
Aufl. – München: Gräfe und
Unzer, 1992 (GU Moderne
Diät)
ISBN 3-7742-1270-8
NE: Gretz, Norbert

1. Auflage 1992
© Gräfe und Unzer GmbH,
München.
Alle Rechte vorbehalten.
Nachdruck, auch auszugs-
weise, sowie Verbreitung durch
Film, Funk und Fernsehen,
durch fotomechanische Wieder-
gabe, Tonträger und Datenver-
arbeitungssysteme jeder Art nur
mit schriftlicher Genehmigung
des Verlages.
Redaktion:
Claudia Bruckmann-Bräunig
Gesamtherstellung: BuchHaus.
Kraxenberger.Gigler.GmbH
Fotos: Georg M. Wunsch
Umschlaggestaltung:
Heinz Kraxenberger
Reproduktionen: MB Scan,
München
Druck: Appl, Wemding
Bindung: Sellier, Freising

ISBN: 3-7742-1270-8

Erika Kretschmar

ist als Lehrkraft für Diätetik am
Berufsbildungszentrum für
Ernährung und Hauswirtschaft
der Stadt München mit der Aus-
und Weiterbildung von Diätassistenten befaßt. Als staatlich
anerkannte Hauswirtschaftsleite-
rin, Diätassistentin und Diät-
küchenleiterin besitzt Frau Kretschmar langjährige Erfahrungen
als Ernährungsberaterin für Klini-
ken und Sanatorien sowohl in
Deutschland als auch in der
Schweiz.

Dr. med. Norbert Gretz

studierte an der Universität
Heidelberg Medizin und sam-
melte nach seinem Studium
Erfahrungen im europäischen
Ausland. Seit 1989 ist er als
Oberarzt in der Nephrologi-
schen Klinik in Mannheim tätig.
Sein besonderes Interesse gilt
der Diätetik. Die Erfahrungen,
die er auf diesem Gebiet
gesammelt hat, gibt er an
Patienten und Diätassistentinnen
weiter. Er ist Autor von vielen
Veröffentlichungen zum Thema
Diät.